Homotoxikologie

Kernstück einer probiotischen holistischen Medizin

von Prof. Dr. med. C.-F. Claussen
Extraordinarius an der Universität Würzburg
Neurootologisches Forschungsinstitut
Kurhausstraße 12, 8730 Bad Kissingen

Aurelia-Verlag Baden-Baden

1. Auflage
ISBN 3-922907-14-8

Aurelia-Verlag GmbH, Ruhrstraße 14, D-7570 Baden-Baden
Satz und Druck: Koelblindruck, Baden-Baden

Inhaltsverzeichnis

Homotoxikologie – Kernstück einer probiotischen holistischen Medizin

1.) Gesundheit und Krankheit im Spiegel der Heilkunde

Die ärztliche Behandlung von Kranken wird mit dem deutschen Sprachgebrauch vielfach auch als Heilkunst bezeichnet. Dies ist eine andere Bezeichnung für Heilkunde, wobei die Betonung bei der Heilkunst auf der intuitiven und schöpferischen ärztlichen Handlung im Einzelfall liegt.

Die Heilkunde beschäftigt sich überwiegend wissenschaftlich mit den gesunden und kranken Funktionszuständen des menschlichen und des tierischen Organismus (Abb. 1). Von der Heilkunde im engeren Sinne sprechen wir im Zusammenhang mit der Humanmedizin. Die Heilkunde geht den Ursachen, den Erscheinungsformen, aber auch der Vermeidung und der Heilung von Krankheiten nach (Abb. 2).

Durch das gewaltige Anwachsen unseres Wissens und unserer Fähigkeiten auf dem Gebiete der Heilkunde wurde aus praktischen, wie auch aus wissenschaftstheoretischen Gründen eine Spezialisierung und Gliederung in Teilgebiete erforderlich, wie z. B. die naturwissenschaftliche Medizin mit Anatomie, Physiologie und Biochemie, die theoretische Medizin mit Geschichte der Medizin, Gerichtsmedizin, medizinische Anthropologie, Humangenetik, Pathologie, Hygiene, Virologie, Pharmakologie, medizinische Statistik usw., und schließlich die klinische Medizin mit innerer Medizin, Pädiatrie, Chirurgie, Orthopädie, Gynäkologie, Neurologie, Psychiatrie, Ophthalmologie, Hals-Nasen-Ohrenheilkunde, Dermatologie, Radiologie, Anästhesiologie, Urologie u. a. m. Diese starke und noch ständig fortschreitend profilierende Gliederung läßt bei dem Beschauer leicht den Eindruck entstehen, als sei der Aspekt der Ganzheit im Sinne einer holistischen Medizin schon durch die Organisation und die Anlage der modernen Schulmedizin verlorengegangen.

Dennoch ist allen Medizinern klar, daß ein wesentlicher Richtwert für ihr Handeln das gemeinsame Verständnis des Begriffes „Ge-

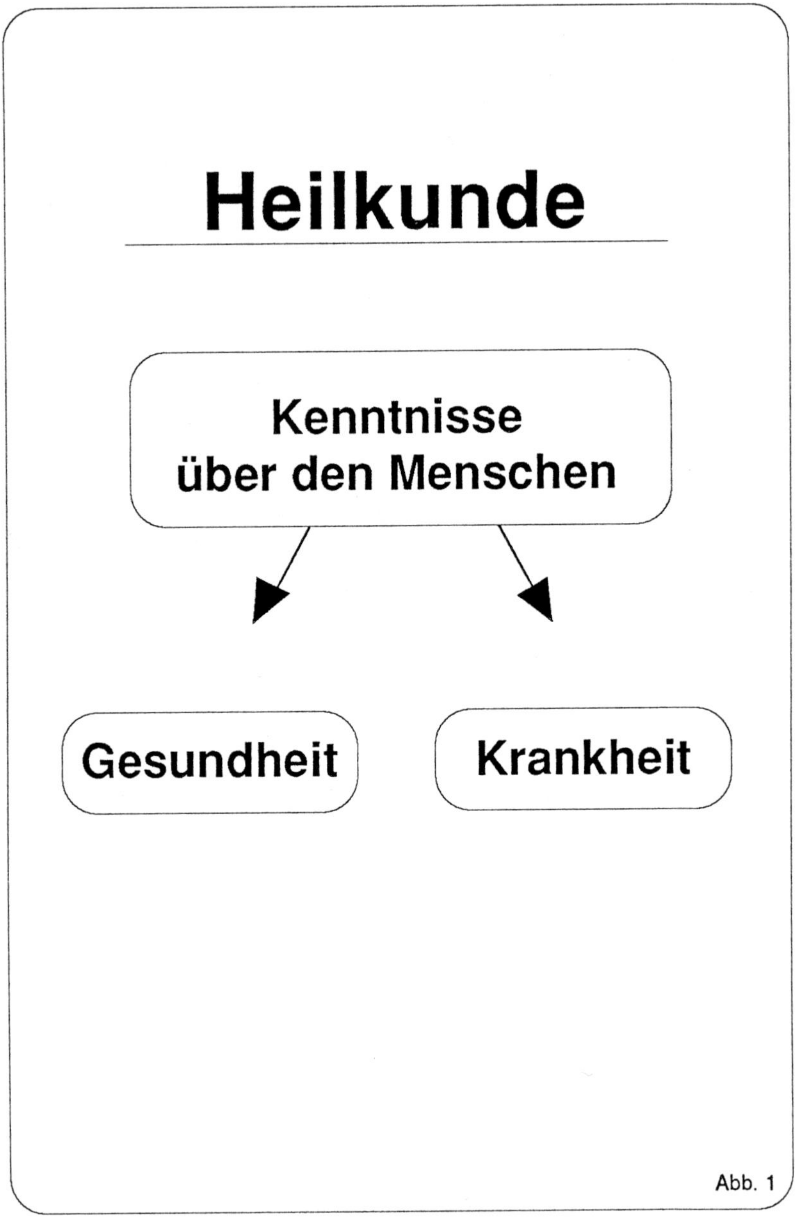
Heilkunde
Kenntnisse
über den Menschen
Gesundheit
Krankheit

Abb. 1

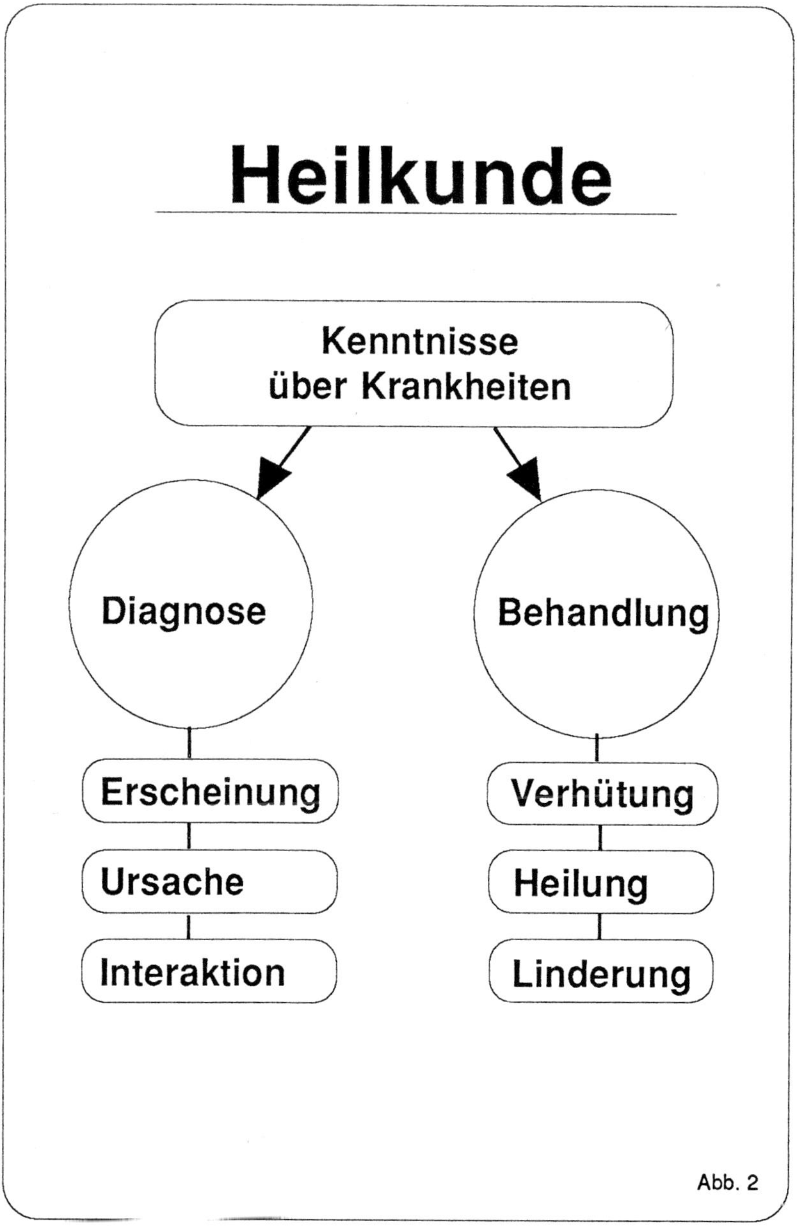
Heilkunde
Kenntnisse über Krankheiten
Diagnose
Behandlung
Erscheinung
Ursache
Interaktion
Verhütung
Heilung
Linderung
Abb. 2

sundheit“ ist. In der allgemeinsten Form wurde es folgendermaßen von der Weltgesundheitsorganisation (WHO) postuliert. „Gesundheit ist ein Zustand vollkommenen körperlichen, geistigen und sozialen Wohlbefindens und nicht allein das Fehlen von Krankheiten und Gebrechen“ (Abb. 3). Weiter wurde formuliert, daß das für jeden Menschen erreichbare Höchstmaß an Gesundheit eines seiner Grundrechte sei.

Schulmedizinisch wird Gesundheit heute überwiegend definiert als das Einhalten von Normbereichen meßbarer Lebensgrößen und Lebensäußerungen. Hierher gehören Normalwerte der Körpertemperatur, der Pulsfrequenz, des Atemrhythmus, des Blutdrucks, der Größe, des Gewichtes, der Sehschärfe, der Hörschwelle, biochemischer Blutparameter u. a. m. Das Konzept der Gesundheit basiert schulmedizinisch überwiegend auf statistischen Konzepten. Diese können im Einzelfall aber zu Fehlschlüssen oder zumindest zu Verwirrungen führen. So kann ein vergrößertes Herz bei einer normalen Person das Zeichen einer Erkrankung sein. Beim Sportler ist es zunächst aber eine trainingsbedingte Normvariante. Der Arzt muß hier die angemessene Unterscheidung vornehmen.

Eine weitere Schwierigkeit einer generellen Gesundheitsdefinition anhand statistischer Werte ergibt sich grundsätzlich und neuerdings zahlenmäßig verstärkt bei der ärztlichen Diagnostik von alten Menschen. So ist z. B. die Atemlosigkeit beim Treppensteigen in jüngeren Lebensjahren das Zeichen einer krankhaften Funktionsschwäche, beim älteren Menschen muß es hingegen als normal angesehen werden.

Allgemeiner gesprochen bedeutet Gesundheit heute, daß ein Mensch entsprechend seinem Alter und seiner Umgebung ausgeglichene Beobachtungsparameter zeigt. Im biochemischen Sinne bedeutet dies das Fehlen meßbarer Abweichungen z. B. aller blutchemischen Werte von der jeweiligen Versuchsnorm. Physiologisch bzw. morphologisch ist ein Mensch gesund, dessen Körperstrukturen und Körperfunktionen keine Abnormitäten aufweisen. Aus psychologischer Sicht sollte sich ein gesunder Mensch wohlfühlen als Ausdruck der subjektiven Gesundheit und sein Verhalten dürfte anderen auch nicht als abnorm erscheinen im Sinne gesellschaftlicher Gesundheit. Er sollte auch den üblichen Anforderungen des Lebens entsprechend seinem Alter und seinem Geschlecht gewachsen sein (Abb. 4).

Gesundheit

WHO-Definition:

Gesundheit ist ein Zustand vollkommenen körperlichen, geistigen und sozialen Wohlbefindens und nicht allein das Fehlen von Krankheiten und Gebrechen.

Abb. 3

Gesundheit

Biochemisch

Fehlen von Normabweichungen aller blutchemischen Werte.

Morphologisch

Ohne Einschränkung intakte Körperstrukturen.

Physiologisch

Ohne Einschränkung intakte Körperfunktionen.

Psychologisch

Subjektives Wohlbefinden und objektives Fehlen von abnormalem Verhalten.

Abb. 4

Aus einer ganzheitlich medizinischen Sicht wird man den Patienten auf diese genannten Richtwerte im Sinne einer Heilung hin zu beeinflussen versuchen.

Gesundheit ist keine statische Lebensbedingung. Sie repräsentiert vielmehr ein Fließgleichgewicht von biologisch kybernetisch gesteuerten Regelvorgängen des strukturellen, des funktionellen und des emotionalen Wohlbefindens, welches fortlaufend auf innere und äußere Veränderungen reagieren muß. Dabei sind Außenweltreize, Überlastungen durch Arbeit, Sport oder abnorme Gewohnheiten genauso bedeutungsvoll wie innere Belastungsfaktoren, wie Flüssigkeits- und Nahrungsschäden, Gifte wie z. B. Homotoxine, Bakterien, Viren oder andere Parasiten. Partiell und global muß der Mensch fortlaufend auf diese Herausforderungen reagieren und sich ihnen anpassen. Das innere Milieu muß entsprechend den Gedanken von Claude Bernard im Sinne einer Homöostase ausreguliert werden. So darf sich der Körper im Sommer nicht überhitzen und im Winter nicht unterkühlen. Die homöostatische Eigenregulation ermöglicht auch die Abwehr gegen Toxine und Parasiten.

Gesundheit erhält sich oszillierend innerhalb sogenannter Normbreiten von Funktionsabläufen.

Akute, chronische, gutartige oder bösartige Störungen im Ablauf der Lebensvorgänge bezeichnet man als Krankheiten. Die Begriffe akut bzw. chronisch bezeichnen die Art des Auftretens und der zeitlichen Dauer der Krankheit. Die Gutartigkeit oder die Bösartigkeit einer Krankheit drückt ihr Potential hinsichtlich einer Todesgefahr durch diese Krankheit aus (Abb. 5, 35).

Jede Krankheit zeigt sich in einer besonderen Konstellation von Veränderungen und Symptomen, die für sie charakteristisch ist. Einzelne Symptome, wie z. B. Fieber, Durst, Schwindel, Schmerzen, können hingegen bei einer Vielzahl von Krankheiten angetroffen werden. Fieber ist ein Zeichen dafür, daß ein Mensch krank ist. Es zeigt aber noch nicht an, um welche Krankheit es sich im einzelnen handelt. Pyrogene Substanzen im Blut veranlassen das thermostatische Zentrum im Hypothalamus, die Körpertemperatur ansteigen zu lassen. Der Stimulus für einen solchen Vorgang kann z. B. ein Entzündungsvorgang im Körper sein, wie er bei einer bakteriellen oder viralen Entzündung mit Gewebszerstörungen vorkommt. Verknüpft mit dem Temperaturanstieg beim Fieber tritt häufig auch

Krankheit

=

Akute oder chronische Störungen im Ablauf der Lebensvorgänge

Abb. 5

eine Pulsfrequenzerhöhung auf. Außerdem wird die Atemfrequenz verändert. Vitale Zeichen einer Krankheit sind die miteinander verknüpften Funktionsveränderungen der Körpertemperatur, des Blutpulses und der Atemfrequenz (Abb. 6).

Es ist die Aufgabe der Heilkunde, die Kenntnisse über die Krankheiten einerseits für die Diagnostik und andererseits für die Therapie systematisch zu verwenden. Diagnostisch werden die Erscheinungen der Krankheiten hinsichtlich ihrer Ursachen und ihrer Interaktionen gedeutet. Bei der Behandlung von Leiden sollte sich die Heilkunde primär um die Verhütung von Krankheiten bemühen, wie dies heute z. B. bei den meisten Seuchen möglich ist. Eine im Einzelfall bereits beobachtete Erkrankung kann dann entweder geheilt oder aber gelindert werden (Abb. 2).

2.) Entwicklung der Krankheitslehren von der Humoralpathologie bis zur Zellularpathologie

Seit Jahrtausenden suchen die Heilkundigen nach den Ursachen bzw. den Erklärungen der Erkrankungen. Waren es ursprünglich Götter oder Geister, die den erkrankten Menschen befallen hatten bzw. die in ihn eingedrungen waren, so schälte sich bereits bei den Babyloniern und den Ägyptern ein Ansatz der Humoralpathologie heraus, der von Hippokrates und seinen Schülern im 4. und 5. Jahrhundert v. Chr. systematisiert wurde. Von diesen Autoren wurde die Ursache aller Krankheiten in einer Schädigung oder fehlerhaften Mischung der Körpersäfte gesehen (Abb. 7). Als solche Säfte betrachtete man das Blut, den Schleim, die gelbe und die schwarze Galle. Ihre rechte Mischung bedeutete Gesundheit oder Eukrasie. Ihr Ungleichgewicht dagegen Krankheit oder Dyskrasie. Für die Medizin des Abendlandes bis in die Mitte des 19. Jahrhunderts war die Humoralpathologie in der Form ihrer Zusammenstellung von Galen die Richtschnur der Diagnostik. Die 4 Säfte wurden analog den 4 Elementen Erde, Wasser, Luft und Feuer als nicht aktualisierbare Grundmaterie „prima materia“ den 4 Qualitäten, Lebensalter, Jahreszeiten usw., zugeordnet.

Nachdem die Körperpathologie, die Gewebspathologie und die Zellularpathologie seit dem 18. Jahrhundert an Bedeutung zunah-

Krankheit

Akute oder chronische
Störungen im Ablauf
der Lebensvorgänge:

1.) Molekularbiologische Störungen

2.) Zellularpathologie

3.) Organpathologie

4.) Funktionspathologie

5.) Generelle Kybernetopathie

6.) Psychopathologie

Abb. 6

Humoral - Pathologie

Historische Entwicklung

Von den Hippokratikern aus Babylonien und Ägypten übernommene, von Galen ausgebaute, bis in die Neuzeit vorherrschende Krankheitslehre.

Krankheitslehre

Die Ursache aller Krankheiten besteht in einer Schädigung oder fehlerhaften Mischung der Körpersäfte:
Blut, Schleim, gelbe und schwarze Galle.

Abb. 7

men, wurde die Humoralpathologie zunächst gänzlich in den Hintergrund gedrängt. Erst die neueren serologischen, endokrinologischen Entdeckungen, und insbesondere auch die Homotoxikologie von Reckeweg, haben ein neues Verständnis für humorale Vorgänge in der Pathologie geweckt.

An die Stelle der Humoralpathologie war im 17. Jahrhundert in der italienischen Medizin die Solidarpathologie von Giorgio Baglivi getreten. Er baute auf der alten griechischen Solidarpathologielehre von Erasistratos und Asklepiades auf. Danach sind nicht die flüssigen, sondern die festen Bestandteile des Organismus als Lebensträger anzusehen. Ihre Beschaffenheit entscheidet jeweils über Gesundheit und Krankheit. Baglivi maß den Körpersäften zwar sekundäre Bedeutung zu. Er betrachtete den Organismus aber dennoch als geschlossene physikalische Einheit. Gesundheit besteht danach in einem Gleichgewicht zwischen oszillierenden Fasern und fließenden Säften.

Aufbauend auf den pflanzlichen und tierischen Zellbeobachtungen seit dem 17. Jahrhundert entwickelte Rudolf Virchow 1858 aus seiner Zellenlehre „omnis cellula e cellula" eine Krankheitslehre, die davon ausgeht, daß der Organismus ein „Zellenstaat" ist (Abb. 8), also ein Gebilde sozialer Art mit gegenseitigen Abhängigkeiten und der Zusammenarbeit von einzelnen Zellen. Sie stellt den Ausgangspunkt der modernen pathologischen Histologie und der wissenschaftlichen Pathologie vor allem mittels der systematischen Auswertung mikroskopischer Untersuchungen dar. Die Ursachen aller Krankheiten werden gemäß der Zellularpathologie in Störungen oder physikalisch-chemischen Veränderungen der einzelnen Zellen gesucht. Die Zellularpathologie wirkte außerordentlich befruchtend auf die naturwissenschaftliche Medizin seit der 2. Hälfte des vorigen und dieses Jahrhunderts. Immerhin ergaben sich Schwachstellen, die eine Ergänzung bzw. eine Rückbesinnung auf andere Erklärungsmodelle für Krankheiten in der Medizin erforderlich machten.

Durch die mikroskopische Methode bedingt entwickelte sich ein besonderer Nachteil der Zellularpathologie durch die überwiegend statischen Betrachtungen von Krankheitsbildern.

Ergänzend haben H. Schade und P. Busse-Grawitz 1946 die Molekularpathologie formuliert (Abb. 9). Dabei gingen sie von einer Pathogenesetheorie vor allem der Entzündungen unter besonderer Beachtung der physikochemischen Bedingungen und Abläufe in

Zellular - Pathologie

Historische Entwicklung

Virchow´sche Zellenlehre (1858).
"OMNIS CELLULA E CELLULA"

Krankheitslehre

Die Ursache aller Krankheiten besteht in einer Schädigung oder fehlerhaften Funktion einzelner Zellen oder Gewebe. Der Organismus ist ein "Zellenstaat" mit gegenseitigen Abhängigkeiten und Zusammenarbeit der Zellen.

Abb. 8

Molekular - Pathologie

Historische Entwicklung

Pathogenese-Theorie von SCHADE und BUSSE-GRAWITZ (1946).

Krankheitslehre

Entstehung der Entzündungen unter besonderer Beachtung der physikochemischen Bedingungen und Abläufe in den Geweben:
Quellbarkeit der Bindegewebsfibrillen, Oberflächenspannung definierter Membranen,Polymerisation der Grundsubstanz,Durchlässigkeit der Kapillarwände etc.

Abb. 9

den Geweben aus. Besondere Beachtung schenkten sie der Quellbarkeit der Bindegewebsfibrillen, der Oberflächenspannung definierter Membranen, der Polymerisation der Grundsubstanz, der Durchlässigkeit der Kapillarwände usw. Die Molekularpathologie wurde ergänzt durch die Molekularpharmakologie, d. h. durch die Forschung und Lehre der Wirkung von Pharmaka auf makromolekularem Niveau. Dabei befaßte man sich besonders mit subzellularen Reaktionsmechanismen, die mit physikalisch-chemischen, enzymatisch molekularbiologischen und elektronenoptischen Methoden darstellbar wurden.

Wie Reckeweg mit der Konzeption seiner Homotoxikologielehre gezeigt hat, gilt heute nicht mehr das Entweder/Oder für die Humoralpathologie, die Solidarpathologie, die Zellularpathologie oder die Molekularpathologie. Vielmehr ist eine Fortentwicklung zu einem einander ergänzenden Miteinander dieser verschiedenen Gebiete bei der Krankheitserkennung durchgeführt worden.

3.) Therapiekonzepte einer holistischen und probiotischen Medizin

Unter einer Therapie versteht man alle medizinischen Maßnahmen zur Heilung, Verhütung oder Linderung einer Krankheit. Während die spezifische Therapie möglichst gezielt auf die Krankheit abgestimmt ist, bedient sich die unspezifische Therapie allgemein heilungsfördernder Maßnahmen. Die kausale Therapie ist gegen Krankheitsursachen gerichtet, z. B. gegen Krankheitserreger, wie z. B. die Antibiotika. Die symptomatische Therapie, wie auch z. T. die palliative Therapie, zielen hingegen nur auf bestimmte Krankheitserscheinungen, wie z. B. die Schmerzen, ab.

Ausgehend von sehr eng gefaßten pathophysiologischen Vorstellungen der Infektionen wurde 1889 von Vuillemin das Konzept der antibiotischen Behandlung entwickelt. Die Antibiose bedeutet die Entwicklungsbehinderung bzw. die Entwicklungsabtötung, die zuerst an Mikroorganismen ausprobiert wurde. Im Gegensatz dazu steht der Parasitismus und die Symbiose. Es ist bekannt, daß der menschliche Körper auf zahlreiche Symbionten sowohl auf der Haut, wie auch im Magen-Darm-Trakt angewiesen ist. Nachdem Fleming 1928 das Penicillin entdeckt hatte und nachdem 1940

Florey und Chaine das Penicillin in die Therapie eingeführt haben, konnte man mehr oder weniger spezifisch pathogene Mikroorganismen am oder im Körper abtöten im Sinne einer Bakterizidie oder aber im Wachstum hemmen im Sinne einer Bakteriostase. Die konsequente Verwendung von Antibiotika in den ersten Jahrzehnten nach ihrer Entdeckung führte langfristig zu häufig therapieschwächenden Resistenzentwicklungen der Erreger. Es mußten ständig die Dosen erhöht bzw. andere Antibiotika eingesetzt werden. Daneben kam es aber auch zur Beobachtung sehr zahlreicher Nebenwirkungen. So führte die Behandlung der Tuberkulose mit Dihydrostreptomycin oder Streptomycin gleichzeitig zu Intoxikationen des statoakustischen Innenohrorgans mit Schwindel und Ertaubung.

Die auf enger gefaßten pathophysiologischen Krankheitsmodellen beruhende Pharmakotherapie mit chemischen Substanzen wurde bereits von Samuel Hahnemann in Fortführung der Gedanken von Galen als sogenannte Allopathie der Schulmedizin bezeichnet. Dies war nach Ansicht von Hahnemann die Behandlung mit Medikamenten, die beim Gesunden der Krankheit entgegengesetzt Symptome hervorrufen können.

Aufgrund dieser Beobachtungen hat Samuel Hahnemann 1810 die heute in sehr vielen Ländern praktizierte Homöopathie eingeführt. Die Therapie der Homöopathie beruht im wesentlichen auf zwei Prinzipien (Abb. 10).

Das erste ist das Simileprinzip. Entsprechend dem Ähnlichkeitssatz von Hahnemann: „Similia similibus curentur" werden die Arzneien ausgewählt nach der Ähnlichkeit der subjektiven und objektiven Symptome des Krankheitsbildes mit dem Wirkungsbild des Arzneimittels. Das Wirkungsbild des Arzneimittels wird dadurch gewonnen, daß es von Hahnemann und seinen Nachfolgern an Gesunden bzw. aus der Toxikologie und evtl. aus dem Tierversuch beobachtet wurde. Die zu untersuchende Substanz wurde den Mitgliedern von Prüfungsgemeinschaften in steigenden Dosen verabfolgt und alle subjektiven und objektiven Symptome (Arzneisymptome) registriert. Die Arzneibilder werden darauf nach Organbereichen unter Hervorhebung von Leitsymptomen und Modalitäten geordnet. Schon von Hufeland war die Organotropie und der reiztherapeutische Charakter als Wesen der Wirkung der Arzneibilder erkannt worden.

Homoeopathie

Simileprinzip

Arzneiwahl nach der Ähnlichkeit der subjektiven u. objektiven Symptome der Krankheit mit dem Wirkungsbild der Arznei.

Potenz-Dosierung

Dosierung in abgestuften Verdünnungen:
a.) Niederpotenzen,
b.) Hochpotenzen,
c.) Komplexe.

Abb. 10

Als zweite Säule der Homöopathie wird die organspezifische Schwellenreiztherapie angesehen. Die anzuwendenden homöopathischen Arzneien werden in abgestuften Verdünnungen appliziert. Dabei spielen die Dezimalverdünnungen eine besondere Rolle. Urtinkturen aus Pflanzen oder tierischen Stoffen oder aus Mineralien und Chemikalien werden mittels indifferenter Verdünnungsmittel durch die Mehrglasmethode immer um ein Zehnfaches dilutiert. Dabei bedeutet D 1 eine Verdünnung 1:10, D 2 eine Verdünnung von 1:100 und D 3 eine Verdünnung von 1:1 000 usw. Neben Einzelmedikamenten kommen auch Mischungen von mehreren Mitteln und mehreren Potenzen, sogenannte Komplexpräparate oder Mischpräparate zur Anwendung. Unlösliche Stoffe werden mittels Verreibungen analog verdünnt als Tabletten.

In dem Homöopathiekonzept von Hahnemann war bereits die probiotische medizinische Therapie angelegt. Dies bedeutet eine Behandlung, die anregend und anstoßend mit dem Lebensrhythmus geht und nicht darauf angelegt ist, gegen Lebensmechanismen zielend Fremdorganismen abzutöten (Antibiotika) oder einzelne Zellkomplexe auszuschalten (zytostatische Therapie).

Im Sinne eines ganzheitlichen probiotischen holistischen Therapieansatzes ist es erforderlich, einen Krankheitszustand möglichst umfassend mittels vielfältiger Maßnahmen, die abgestuft zur Anwendung zu bringen sind, zu behandeln (Abb. 11).

Hierher zählt die Steigerung und Förderung des Lebenswillens und die Unterstützung der Motivation des Patienten durch das Arzt-Patienten-Gespräch. Einfache Maßnahmen der Ruhigstellung, der Hygiene des Patienten, seiner Überwachung, der Diät und der regelmäßigen Flüssigkeitsaufnahme sind genauso notwendig wie die Behandlung von Schmerzzuständen und die Förderung von Ruhe und Ausgeglichenheit.

Bei lokalen Erkrankungen oder bei Zuständen nach Verletzungen fördert die Ruhe zunächst die Versorgung des geschädigten Gewebes mit Nährstoffen und Sauerstoff. Es wird die Bildung von metabolisch toxischen Substanzen vermindert. Im Ruhezustand schreitet die Heilung schneller fort. Es eröffnen sich Kompensationsmechanismen wie z. B. die Herausbildung eines Kolateralkreislaufes nach Gefäßdegenerationen oder -verschlüssen. Außerdem vermindert die Ruhe die Schmerzen, die sonst durch die Bewegung beschädigter Gewebe oder Organe entsteht.

Holistische Medizin

Ganzheitliches Behandlungskonzept nach Art eines gegliederten kybernetischen Netzwerkes mit u.a.:

1. Selbsthilfe. Motivation.
2. Vollwertige Ernährung. Diät.

---

3. Physiotherapie
4. Akupunktur. Neuraltherapie.

---

5. Homoeopathie
6. Homotoxikologie
7. Substituierende Pharmakotherapie

---

8. Allopathie
9. Korrigierende Chirurgie

Abb. 11

Der Arzt muß allerdings immer entscheiden, wie lange eine Ruhigstellung eines Patienten dauern soll. Der zunächst positive Effekt einer Ruhigstellung bei einer akuten Erkrankung verkehrt sich recht bald schon in das Gegenteil, wenn die Drainage der Atemwege und der Harnwege nicht mehr richtig funktioniert. Ferner kann es zu Venenstauungen mit der Gefahr der Emboliebildung in den großen Venen kommen. An der Haut bilden sich Druckusuren aus. Glieder und Gelenke werden unbeweglicher oder versteifen. Die Muskulatur degeneriert.

Deshalb ist es erforderlich, daß sich an die Ruhephase eine aktive Heilungs- und Unterstützungsphase im probiotisch fördernden Rhythmus anschließt. Diese Physiotherapie muß gezielt als ein Mittel der Restitution und der Heilung eingesetzt werden. An viele akute, wie auch chronische Krankheiten schließt sich zwangsläufig eine Phase der physiotherapeutischen Rehabilitation an. Diese muß ergänzt werden durch eine zusätzliche geistige und sensorische Aktivierung.

Die Diät, die nach der ursprünglichen griechischen Definition eigentlich die Einteilung der Speisen oder die Lebenseinteilung bedeutet, ist bei der Behandlung vieler Krankheiten bedeutungsvoll. Die Diät wird nach Erfahrungen und physiologischen Erwägungen als Kostform so aufgebaut, daß sie von der normalen Ernährung abweicht, aber das Stoffwechselgeschehen gezielt beeinflußt und dadurch prophylaktisch oder therapeutisch wirksam ist. Heute sind zahlreiche spezielle Diätformen für Stoffwechselerkrankungen, Herz-Kreislauf-Erkrankungen, Nierenerkrankungen, aber auch Übergewicht oder Untergewicht usw. bekannt.

Genauso, wie der Arzt auf die allgemeinen Lebensbedingungen des Patienten achtet, wird er sich im Einzelfall immer wieder mit der Ernährung und der Flüssigkeitsaufnahme beschäftigen und den Patienten regulierend und gezielt beraten.

Als ausgewählte Stimulation zur Regeneration wird die Akupunktur, d. h. die altchinesische Sticheltherapie angewendet. Diese beruht auf dem Prinzip der Polarität zwischen dem Prinzip Spannung (Yang) und Entspannung (Ying). Es handelt sich um eine spezielle Form der segmenttherapeutischen Hautreiztherapie. Auf sogenannten Meridianen, d. h. von Fingern und Zehen kopf- bzw. rumpfwärts ziehenden Linien sind 780 Punkte festgelegt, die bei Erkrankungen druckempfindlich werden. In eine geeignete Auswahl von

Punkten werden je nach Art und Sitz der Erkrankungen dünne Nadeln zum Ausgleich der Dysfunktion eingestochen. Nicht nur in Ostasien, sondern auch in Europa gewinnt die Akupunktur in einem ganzheitliche medizinischen Konzept zusehends unter dem Aspekt der Hilfe zur Selbsthilfe des Organismus an Bedeutung.

In Verbindung mit Medikamenten wird die segmentale Neuraltherapie von F. Huneke (1925) aufbauend auf der Neuralpathologie von Speransky durch gezieltere intrakutane, intramuskuläre, intravenöse, intraarterielle, periartikuläre und perineurale Injektionen von Procain, Natriumbikorbonat und anderen Lösungen durchgeführt. Durch diese Entblockierungen in einem Störfeld sollen wieder normale physikalische Bedingungen für natürliche Heilungstendenzen hergestellt werden. Die unmittelbar nach Injektion von Impletol oder Novocain oder Ähnlichem in ein neurales Störfeld eintretende Schmerz- bzw. Symptomfreiheit für mindestens 8 Stunden bezeichnet Ferdinand Huneke als sogenanntes Sekundenphänomen seines Fokaltestes. Das Sekundenphänomen gilt bei reproduzierbarer submuköser Auslösung am oberen Pol der Gaumentonsillen oder bukkal oder lingual einer Zahnwurzel oder in einem Narbengewebe als Beweis für den tonsillären, den dentalen bzw. den Narbenstörungsherd.

Da zahlreiche Erkrankungen durch Eigen- oder Fremdgifte im Körper entstehen, sind Maßnahmen zur Anregung der körpereigenen Entgiftung im weitesten Sinne erforderlich. Hier gewinnt die später ausführlicher zur besprechende Homotoxikologie heute noch ständig an Bedeutung.

Weitere auf eine ganzheitliche Therapie gerichtete Maßnahmen umfassen die substitutierende Pharmakotherapie. Am einleuchtendsten ist dieses Therapieprinzip z. B. anhand der Behandlung der Zuckerkrankheit mit Insulinmangel zu erklären. Die meßbare Blutzuckerfehlsteuerung muß durch ständige Zuführung des blutzuckerregulierenden Hormones Insulin gemeinsam mit diätetischen Maßnahmen und einer abgestimmten Lebensführung substituierend behandelt werden. Ähnliches gilt für die pharmakologische Behandlung der Herzinsuffizienz oder der Bluthochdruckerkrankungen.

Entsprechend den medizinischen Modellen physikalisch-chemischer Ursache-Wirkungs-Beziehungen werden heute eine Vielzahl allopathischer Medikamente eingesetzt, um umschriebene Wirkungen bei der Hemmung von Entzündungen, Schwellungen, verminderter oder verstärkter Blutgerinnungsfähigkeit oder ähnlichem zu erzielen. Da es sich oft um Partikularmodelle der Therapie handelt, treten auf den ganzen Organismus gesehen vielfach eine Reihe von Nebenwirkungen auf, die der Mediziner als unerwünscht beschreibt. Hier ist der Arzt oftmals gefordert, aus ganzheitlicher Sicht eine wertgerechte Güterabwägung zu treffen. So wird ein Arzt bei einer lebensbedrohlichen Komplikation einer Tuberkulose, z. B. Meningoencephalitis, auch die Behandlung dieser Tuberkulose mit hohen Dosen von Streptomycin befürworten, selbst wenn er weiß, daß er mit diesem Medikament das schwer gefährdete Leben erhält, aber gleichzeitig doch das Innenohr evtl. irreparabel schädigt, so daß der Patient später an lebenslangen Schwindelzuständen oder Hörschäden zu leiden hat. Da das Wissen um die Nebenwirkungen der Arzneimittel ständig anwächst und da angesichts der fortschreitenden Alterung der Patienten auch mit einer weiter anwachsenden Multimorbidität zu rechnen ist, die eine multiparametrische Behandlung erforderlich macht, gewinnen die Konzepte einer holistischen Medizin zunehmend an Bedeutung. Die therapeutischen Maßnahmen sollen so wenig wie möglich an belastenden Nebenwirkungen in den vorgeschädigten Organismus einbringen. Sie sollen dennoch ein Optimum an Heilung oder Linderung der Beschwerden bewirken.

Schließlich sind auch Maßnahmen der korrigierenden Chirurgie, wie z. B. die Bypasschirurgie nach Verschluß lebenswichtiger Gefäße mit in dieses Konzept einzubeziehen.

Das Konzept der probiotischen Medizin zielt auf die Behandlung durch eine die Lebensvorgänge unterstützende Förderung von Restitution, Kompensation und Substitution ab.

Die dem Leben zugrundliegenden erkennbaren Vorgänge verlaufen in Abhängigkeit von physikalischen und chemischen Prozessen, aber auch in Abhängigkeit von zeitabhängigen Rhythmen. Vor dem Hintergrund der Kenntnis um Lebensphasen und -rhythmen gewinnen die stimulierenden, mit dem Leben gehende Eingriffe in die sogenannten Kybernetopathien ständig an Bedeutung. Die regionale, wie auch die globale Autoregulation soll durch die probiotische holistische Medizin gefördert werden, so daß der lebende Organismus selbst wieder in die Zone der Gesundheit gelenkt wird.

4.) Die Homotoxikologie von Reckeweg

Vor dem Hintergrund der widerstreitenden medizinisch-therapeutischen Konzepte der Humoralpathologie, der Solidarpathologie, der Zellularpathologie, der Molekularpathologie bis hin zur modernen Kybernetik hat der deutsche Arzt Dr. Hans-Heinrich Reckeweg aufbauend auf der Homöopathie 1955 die Homotoxikologie als Ganzheitsschau einer Synthese der Medizin formuliert.

Er deutet die Krankheiten jeder Art und in jeder Phase als biologische Zweckmäßigkeitsvorgänge. Daraus ergeben sich für ihn logisch deduzierte Konsequenzen für die biologisch richtige Lebensführung, Vermeidung von Therapieschäden, insbesondere auch von genetischen Schäden, die bei der bisher üblichen Chemotherapie breiteste Bevölkerungskreise treffen und nicht zuletzt auch für das beängstigende Anwachsen der degenerativen Erkrankungen hauptverantwortlich sind.

Als einen Kernsatz der Homotoxikologie formuliert Reckeweg, daß Krankheiten Ausdruck eines Abwehrkampfes des kybernetisch gesteuerten Fließsystemes Mensch gegen endogene und exogene Homotoxine sind. Ferner sind Krankheiten der Versuch, homotoxisch bedingte Giftschädigungen wieder auszukompensieren. Für die Behandlung mit seiner antihomotoxischen Therapie verwendet Reckeweg homöopathische Einzelmittel bei den verschiedenartigsten Beschwerden mit und ohne besonderen organischen Befund bzw. bei Syndromen die dafür geeigneten Kombinationspräparate. Dabei finden Wirkstoffe jeder Art nach dem homöopathischen Prinzip Verwendung. Dies sind Pflanzen-, Organ- und Gewebezubereitungen, Krankheitsstoffe (Nosoden), Spurenelemente, intermediäre Wirkstoffe, homöopathisierte Allopathika, verdünnte Toxine und chemische Verbindungen jeder Art.

4.1. Die Entgiftung der Homotoxine zum Homotoxon

Zu dem Konzept der Homotoxikologie gehört, daß alle Lebensäußerungen physiologischer und pathologischer Art durch die Umsetzung chemisch faßbarer Agentien bedingt werden. Alle Lebensvorgänge sind somit den Gesetzen der Chemie unterworfen. Es müssen also diese chemisch vielfach bekannten Wirkstoffe, die im Falle von Krankheiten mit Krankheitsgiften identisch sind, von besonderer Bedeutung sein.

Durch die Homotoxinforschung hat Reckeweg festgestellt, daß derartige Krankheitsstoffe, die in den Krankheitsausscheidungen chemisch nachgewiesen werden können, vorher im erkrankten Gewebe wirksam sind und daß sie für jene Vorgänge verantwortlich sind, die wir als Erkrankungen bezeichnen. Es handelt sich bei Krankheiten um wirkstoffbedingte Reaktionsabläufe, bei denen Krankheitsgifte z. B. eine Entzündung hervorrufen und daraufhin im Ablauf dieser Entzündung unschädlich gemacht oder der Ausscheidung zugeführt werden.

Die Homotoxonkoppelung bedeutet primär, daß aus 2 Homotoxinen im Organismus ein dritter ungiftiger Körper synthetisiert wird, nämlich das Homotoxon. Eine solche Homotoxonkoppelung ist z. B. die in der Leber erfolgreiche Entgiftung der im intermediären Stoffwechsel anfallenden Schwefelsäure und des Phenols zu den sogenannten Esterschwefelsäuren, d. h. der Phenolschwefelsäure (Abb. 12).

Homotoxone können sich im Körper aber auch bilden aus einem giftigen Stoffwechselprodukt, wie z. B. Ammoniak, und einem ungiftigen Stoffwechselprodukt, wie z. B. dem Kohlendioxyd. Aus Ammoniak und Kohlendioxyd entsteht in der Leber der ungiftige Harnstoff, der über die Nieren ausgeschieden wird.

Die Homtoxonkopplung bedeutet eine Entgiftungsreaktion innerhalb des menschlichen Stoffwechsels, derer sich die Spontanheilung von Krankheiten vielfältig bedient. Sie kann aber speziell vom Arzt stimuliert und gefördert werden.

Eine wichtige Giftabwehrreaktion im Sinne der Homotoxonbildung sieht Reckeweg in seinem Modell der Entzündung.

In der Leber werden nicht nur zahlreiche intermediäre Stoffwechselendprodukte, wie Schwefelsäure, Phenol, Histamin, toxische Arzneimittel usw., sondern auch fast alle mit der Nahrung aufgenommenen Giftstoffe entgiftet.

Unter den mit der Nahrung zugeführten Giften spielen nach Reckeweg die Sutoxine eine überragende Rolle. Als Sutoxine werden die

Homotoxikologie

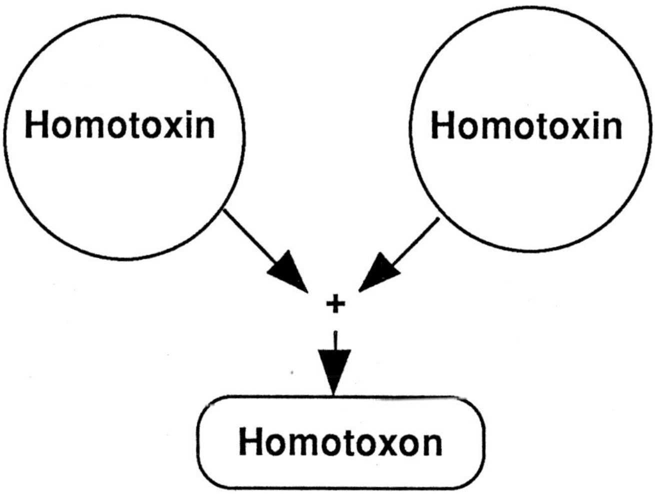

Abb. 12

im Schweinefleisch enthaltenen Giftstoffe bezeichnet. Diese unterteilt Reckeweg in 7 Gruppen.

1. Cholesterin:
Einerseits führen die cholesterinbeladenen Großmoleküle im Blut pathogenetisch zur Hypertonie, zur Arteriosklerose und zur Plethora und andererseits als Cholesterin in der Wandlung der Krebszellen zur Herausbildung von Neoplasmaphasen.

2. Histamin- und Imidazolkörper im Übermaß:
Diese Substanzen sind einerseits Juckstoffe. Sie führen zu Urtikaria, Herpes, Dermatitis, Ekzem u. a. Zum anderen leiten sie Entzündungsvorgänge ein, wie Furunkel, Karbunkel, Appendizitis, Cholangitis, Cholezystitis, Thrombophlebitis, Fluor albus, Phlegmone usw.

3. Wachstumshormon:
Das als Sutoxin im Schweinefleisch enthaltene Wachstumshormon fördert Entzündungen und Wachstum. D. h. als Sutoxin führt es zu Adipositas, Akromegalie, zur Herausbildung von Neoplasmaphasen und Dickenwachstum.

4. Schwefelreiche, mesenchymale Schleimsubstanzen:
Zu den mesenchymalen schwefelreichen Schleimsubstanzen zählen die Aminozucker, die Hyaloronsäuren, die Hexosamine u. a. Durch die schleimige Aufquellung des Mesenchyms bewirken sie u. a. Myogelosen, Adipositas u. a. Kommt es zur Einlagerung von Schleimsubstanzen in Sehnen, Bänder, Knorpel, Faszien usw. entstehen Rheuma, Arthritis, Arthrosen, Osteochondrosen u. a. m.

5. Sutoxische Fettsäuren:
Sutoxische Fettsäuren können auch intrazellulär auftreten. Sie verursachen Adipositas, Hypertonie, Polyzythaemie u. a. m.

6. Onkogenes Agens nach Nieper:
Das onkogene Agens besteht aus dem Endobionten nach Enderlein, der Siphonospora polymorpha nach von Bremer bzw. den Erythrozyteneinschlüssen nach Scheller. Nach Reckeweg sind dies wichtige Faktoren bei der Entstehung von Neoplasmaphasen, wobei noch dahingestellt sein muß, ob es sich um Indikatoren oder Initiatoren handelt.

7. Grippevirus:
Der Grippevirus übersommert in den Schweinelungen. Es entsteht die Shope-Virusgrippe.

Gerade Gallen- und Hautkrankheiten zeigen immer wieder, daß Schweinefleisch Homotoxincharakter hat. Möglicherweise handelt es sich bei diesen Schweinefleischgiften, den Sutoxinen, um Proteido-Lipid-Cenapse, d. h. Koppelungen von Eiweiß und Fett.

Die Homotoxine bereiten den Boden für zahlreiche Infektionskrankheiten, indem die Bakterien in dem mit Homotoxinen überladenen Organismus eine geeignete Entwicklungsmöglichkeit finden und als Zünder im Sinne eines Fokalinfekts wirken können. Diese Eiterungs- und Entzündungsbereitschaft wird besonders bei Schweinefleischessern und nach Schweinefleischgenuß beobachtet. Es treten dann vermehrt Appendizitis, Cholangitis, Furunkel, Phlegmone, Akne vulgaris, Impetigo, Pyodermien usw. auf.

4.2. Das humoral-zelluläre Krankheitsschema der Homotoxikologie

In der synthetischen Ganzheitsschau der Reckeweg'schen Homotoxikologie verwendet der Autor ein karthesisches synoptisches Diagramm, bei dem er die Krankheitsphasen auf der Abszisse und die Gewebsarten bzw. die geweblichen Phasen auf der Ordinate abbildet (Abb. 13).

Der Abwehrkampf gegen Homotoxine wird als Krankheit bezeichnet. Bei diesem Abwehrkampf gegen Homotoxine bzw. bei den Versuchen des Organismus, Homotoxinschädigungen wieder auszugleichen, lassen sich 6 verschiedene Phasen einer Homotoxikose, d. h. einer Giftabwehrkrankheit, unterscheiden. Entweder scheidet der Organismus die Homotoxine über die physiologischen Pforten aus. Es handelt sich dabei um die Exkretionsphasen oder Ausscheidungsabschnitte. Oder die Homotoxine werden in gesteigerter pathologischer Weise ausgeschieden, z. B. als Eiter, d. h. in Reaktionsphasen oder in Antwortabschnitten, oder sie werden im Körper abgelagert, d. h. in den Depositionsphasen oder Ablagerungsabschnitten. Diese drei ersten Phasen sind stärker humoral gestaltet. Sie nehmen auf der Abszisse des karthesischen humoral-zellulären Krankheitsschemas der Homotoxikosen von Reckeweg links ihren Platz ein. In diesen ersten 3 Phasen ist der Körper mit

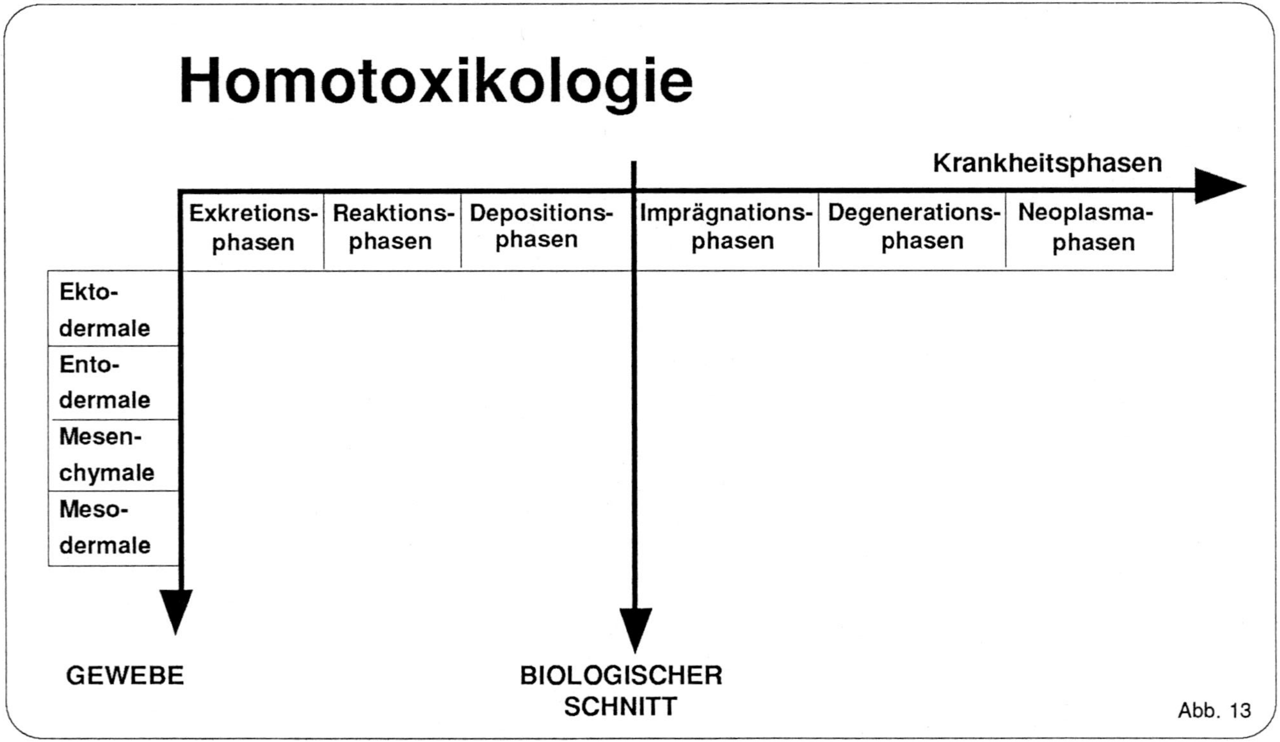
Homotoxikologie
Krankheitsphasen
Exkretions-phasen
Reaktions-phasen
Depositions-phasen
Imprägnations-phasen
Degenerations-phasen
Neoplasma-phasen
Ekto-dermale
Ento-dermale
Mesen-chymale
Meso-dermale
GEWEBE
BIOLOGISCHER SCHNITT
Abb. 13

den Homotoxinen fertig geworden. Sie haben seinen Organen und Zellen nicht geschadet. Sie wurden vielmehr unschädlich gemacht und entgiftet.

Reckeweg kennzeichnet die ersten 3 Phasen in folgender Weise:

1. Exkretionsphasen:
Physiologische Ausscheidung jeder Art über die Gewebe der 3 Keimblätter.

2. Reaktionsphasen:
Pathologisch verstärkte Ausscheidung jeder Art über die Gewebe der 3 Keimblätter, dabei evtl. Fieber, Schmerzen und sonstige Reaktionen, die bei der Umsetzung und Entgiftung von Homotoxinen ablaufen, z. B. die Zeichen der Entzündung wie „Rubor, Tumor, Calor, Dolor".

3. Depositionsphasen:
Benigne Ablagerungen mit evtl. sekundären Beschwerden durch Raumbeengung, Gewichtsüberbelastung oder dergleichen. Sonst aber keine besonderen Beschwerden.

Diese drei ersten Krankheitsphasen werden durch den biologischen Schnitt von den folgenden dreien abgetrennt. Somit unterteilt eine markante Trennungslinie, nämlich der biologische Schnitt, die Phasentabelle in zwei Bereiche. Er verläuft zwischen der dritten Phase, der Depositionsphase, und der vierten Phase, der Imprägnationsphase, und scheidet die verschiedenen pathogenetischen und therapeutischen Prinzipien voneinander (Abb. 14).

Durch das Eindringen von Homotoxinen oder Retoxinen in das Innere der Zelle entstehen die Imprägnationsphasen, die ihrerseits latent bleiben können und einen Locus minoris resistentiae darstellen. Hieraus werden bei wiederholter Rückvergiftung die Degenerationsphasen oder Entartungsabschnitte. Diese sind gekennzeichnet durch die Zerstörung intrazellulärer Strukturen wie Fermente und Gene. Am Ende dieser Skala stehen die Neoplasmaphasen, die Neubildungsabschnitte mit Auftreten von Krebs bei Ein- oder Mitwirkung von Karzinotoxinen, Anoxaemie u. a. m.

Die zellulären Phasen können also wie folgt besonders gekennzeichnet werden:

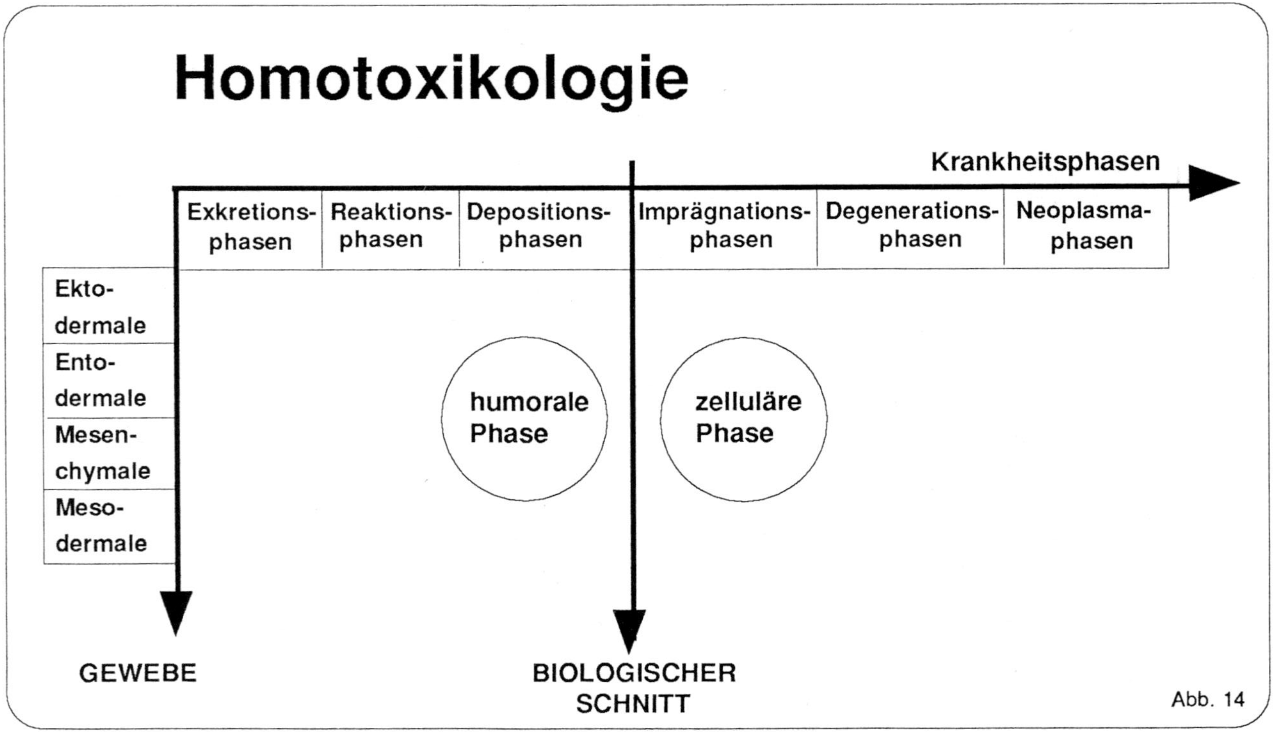
Homotoxikologie
Krankheitsphasen
Exkretions-phasen
Reaktions-phasen
Depositions-phasen
Imprägnations-phasen
Degenerations-phasen
Neoplasma-phasen
Ekto-dermale
Ento-dermale
Mesen-chymale
Meso-dermale
humorale Phase
zelluläre Phase
GEWEBE
BIOLOGISCHER SCHNITT

Abb. 14

4. Imprägnationsphasen:
Sie sind als stumme Phasen weniger durch subjektive, als hauptsächlich durch objektive Symptome und Erscheinungen gekennzeichnet. Die Zellfermente und Zellstrukturen sind im Sinne der Präkanzerose geschädigt. Besonders bestehen auch Störungen der Zellmembranfunktionen, wie z. B. eine Natrium-Kalium-Dysharmonie.

5. Degenerationsphasen:
Die stumme Latenz tritt noch mehr in Erscheinung. Es herrschen Dyskrasien und organische Störungen vor mit laufendem Anfall von Degenerationsprodukten und positiven Laborbefunden. Dadurch bedingt entstehen sekundäre Störungen.

6. Neoplasmaphasen:
Es kommt zum Auftreten von Krebs durch Ein- und Mitwirkung von Karzinotoxinen und anderen schweren Giften.

Von Phase 4–6 an unterliegt der Körper zunehmend der Giftwirkung der Homotoxine. In den Phasen 4–6 versucht der Organismus auch, das Leben so lange wie möglich und auf die bestmöglichste Weise zu erhalten, indem z. B. über Fisteln Homotoxine abgeeitert werden oder bei Stoffwechselerkrankungen mittels Ausscheidung von Glukose (Diabetes mellitus), wodurch ein dauerndes Kalorienüberangebot ausgeglichen werden soll. Letzteres wird biologisch möglicherweise sonst über die Ablagerungen der Depositionsphasen in bindegewebigen Strukturen als sehr kalorienreiches Speichermaterial (Lipide), z. B. Adipositas, versucht. Jeder Stoff im Übermaß kann also homotoxisch wirken, ebenso wie ein Fehlen wichtiger, für die Aufrechterhaltung des Fließgleichgewichtes erforderliche organischer oder anorganischer Faktoren (wie z. B. Spurenelemente) Homotoxinwirkungen auslöst.

Reckeweg hat beobachtet, daß bei jedem Phasenwechsel der homotoxikologisch definierten Krankheiten meist auch ein charakteristischer Gewebswechsel erfolgt. Dieser Vorgang spielt sich nicht nur bei den klassischen Vergiftungen ab, wie z. B. der Arsentoxikose, bei der zunächst das Entoderm im Sinne der Exkretionsphase (Magen-Darm) beteiligt ist, daraufhin das Mesenchym im Ablauf der fieberhaften Reaktionsphase und schließlich das Ektoderm in der Depositionsphase (Arsen in Haaren und Nägeln), sondern auch bei anderen bisher als Krankheiten bezeichneten homotoxischen Phasen wie z. B. bei der Lues, beim Asthma und bei der

Poliomyelitis. Dieser Gewebswechsel ist auch bedeutungsvoll im Ablauf aller Folgekrankheiten, die im Sinne einer Zweitkrankheit den Verdacht auf Zusammengehörigkeit erwecken kann, wie z. B. Angina und Agranulozytose oder Angina und Herzmuskelschaden, Leberschaden, Nephritis, Polyarthritis u. a.

Deshalb hat Reckeweg die von den Homotoxinen befallenen Gewebe auf der Ordinaten seines humoralzellulären Krankheitsschemas eingetragen. Es gilt die folgende Ordnung der Gewebe und Gewebsphasen:

1. Ektoderm
   1.a. Epiderm
   1.b. Oroderm
   1.c. Neuroderm
   1.d. Sympathikoderm
2. Entoderm
   2.a. Mukoderm
   2.b. Organoderm
3. Mesenchym
   3.a. Interstitioderm
   3.b. Osteoderm
   3.c. Haemoderm
   3.d. Lymphoderm
   3.e. Kavoderm
4. Mesoderm
   4.a. Nephroderm
   4.b. Seroderm
   4.c. Germinoderm
   4.d. Muskuloderm

In diesem humoral-zellulären Krankheitsschema (Abb. 14) befinden sich nahe dem Nullpunkt links von dem biologischen Schnitt die 3 humoralen Krankheitsphasen, die Reckeweg auch Krankheiten der Disposition nennt. Für sie gilt das Exkretionsprinzip. Die Fermente sind intakt. Es besteht eine Selbstheilungstendenz. Die Prognose ist günstig. Die einfachste Art der ausscheidungsbereiten Homotoxone sieht Reckeweg in der Exkretionsphase der epidermalen Erkrankung bei Schweiß, Cerumen, Talg usw., die über die Epidermis ausgeschieden werden können. Orodermal folgen hier Speichel, Schnupfen u. a. Rechts von dem biologischen Schnitt sind auf der Abszissen die zellulären Krankheitsphasen angeordnet. Diese nennt Reckeweg auch Krankheiten der Konstitution. Für sie gilt das

Kondensationsprinzip. Die Fermente sind geschädigt. Es besteht eine Verschlimmerungstendenz. Die Prognose ist dubios. Den extremen Gegenpol zu der epidermalen Exkretionsphase nimmt in diesem Schema die muskulo-dermale Neoplasmaphase ein. Hier hat Reckeweg die Myosarkome aufgeführt. Dicht darüber stehen die germinodermalen Neoplasmen, d. h. das Karzinom des Uterus, der Ovarien, der Testes usw.

4.3. Das System der großen Abwehr in der Homotoxikologie

Für seine Homotoxinlehre hat Reckeweg aus klinischen und wissenschaftlichen Beobachtungen das System der großen Abwehr zusammenfassend herausgearbeitet. Dieses System besteht aus 5 Untersystemen, welche miteinander vernetzt die gleiche Wirkungsrichtung aufweisen, nämlich das verursachende Krankheitsgift, das Homotoxin, unschädlich zu machen (Abb. 15).

1. Das retikulo-endotheliale System einschließlich der Antikörperbildung und Speicherfunktion (Abb. 16):

Das retikulo-endotheliale System einschließlich der Antikörperbildung und Speicherfunktion besitzt einen Schwerpunkt in den Kupffer'schen Sternzellen. Gegen toxische Faktoren, besonders gegen Homotoxine, werden spezifische Antikörper gebildet. Die Antigen-Antikörper-Reaktion läuft dann im Bindegewebe, d. h. unter Abwehrsystem 5 ab. Sie hat Entzündungen zur Folge, die jedoch nur zu einem kleinen Teil bemerkbar verlaufen. Da etwa 70% der Antigen-Antikörper-Reaktionen unbemerkt verlaufen, spricht Reckeweg von dem sogenannten Eisbergphänomen. Aus dem Antigen im Sinne eines Homotoxines und dem dagegen gebildeten Antikörper Gammaglobulin entsteht ein neuer ungiftiger Körper, nämlich das Homotoxon.

2. Der Hypophysen-Vorderlappen-Nebennieren-Rinden-Mechanismus (Abb. 17):

Der Hypophysen-Vorderlappen-Nebennieren-Rinden-Mechanismus stellt im Sinne des Adaptationsmechanismus von Selye an Noxen bzw. Homotoxine ebenfalls einen wichtigen Faktor der humoralen Entgiftung dar. Denn beim Auftreffen humoral löslicher Homotoxine auf den Hypophysen-Vorderlappen werden die tropen

Homotoxikologie

System der grossen Abwehr

1.) Retikuloendothel

2.) Hypophysenvorderlappen-
Nebennierenrinden-
Mechanismus

3.) Nervenreflexe

4.) Leberentgiftung

5.) Bindegewebliche Entgiftung

Abb. 15

Homotoxikologie

System der grossen Abwehr

1.) **Retikuloendothel**
= humorale Abwehr
(Giftspeicherung, Antikörperbildung)

Abb. 16

Homotoxikologie

System der grossen Abwehr

**2.) Hypophysenvorderlappen-
Nebennierenrinden-
Mechanismus
= humorale Abwehr**
*(Steuerung der NNR-Funktion
und der Bindegewebsfunktion.
Anregung und Hemmung von
Entzündungen.)*

Abb. 17

(auf Körperfunktionen gerichteten Steuer-)Hormone freigesetzt, wobei im Sinne der vegetativen Gesamtumschaltung der Hypophysen-Vorderlappen-Nebennieren-Rinden-Mechanismus auch durch von anderer Seite her einwirkende intermediäre Faktoren beeinflußt werden kann. Der gesamte Aufwand dieser gesteigerten Drüsen- und Nervensystemfunktionen dient der Giftabwehr. Der Mechanismus verläuft über die Aktivierung der Bindegewebsfunktionen.

3. Die neurale Abwehr (Abb. 18):

Die neurale Abwehr verläuft über Nervenreflexe im Sinne Reilly's, Ricker-Spiransky's, Huneke's u.a. Sie wird ebenfalls im Bindegewebe mittels der bekannten Nervenreizüberträgerstoffe Noradrenalin, Azetylcholin u.a. wirksam. Hier wird der Arndt-Schulz'sche Umkehreffekt als Heilprinzip der biologischen Medizin deutlich. Die Devise lautet nämlich, nicht mit großen Gaben zerstören, nicht die Fermente blockieren, sondern mit mittleren und kleinen Medikamentendosen anregen, die Fermentfunktion restituieren, rehabilitieren, regenerieren.

Über Nervenreflexe kann der Ablauf der Entzündung durch zunehmende Sympathikotonie zur sauren Reaktion und Auflösung der mesenchymalen Grundsubstanz mit Freisetzung der dort abgelagerten Homotoxine führen. Auf dem Kulminationspunkt setzt im Rahmen des Ablaufes der räumlichen Ricker'schen Schichtungsregel die Stase ein. Von hier aus läuft der gesamte Reaktionsmechanismus rückwärts wieder ab, wobei Synthesen einsetzen, die Sympathikotonie abgebaut wird und gleichzeitig eine Parasympathikotonie Platz greift. Die saure Reaktion verschwindet zunehmend, bis sie nach völliger Reparation dem üblichen Wechselspiel zwischen Säure- und Basenflut wiederum Platz macht.

Auf Giftwirkungen hin folgen also Entzündungen, wodurch die biologische Zweckmäßigkeit der Giftabwehrreaktion „Entzündung" erwiesen wird. Zwar existieren auch derart schwere Giftlagen bzw. Gifteinwirkungen, daß nekrotisierende und gangränöse Entzündungen die Folge sein können. In solchen Fällen ist aber streng abzuwägen, ob die Bakterien zur Erhaltung des Organismus evtl. vorübergehend ausgeschaltet werden müssen, um evtl. die Homotoxinlage unter Antibiotikaschutz zu bereinigen.

Sowohl das erste, wie das zweite und das dritte Abwehrsystem spielen also in die Problematik der Entzündung hinein; wie über-

Homotoxikologie

System der grossen Abwehr

3.) Nervenreflexe
= neurale Abwehr
(Exzitations- oder Irritations-syndrom. Neuraltherapie. Akupunktur.)

Abb. 18

haupt in der Entzündung der Schlüssel für das gesamte pathologische Geschehen auch der nichtentzündlichen Krankheiten in dem System der Homotoxikologie liegt.

4. Die Leberentgiftung (Abb. 19):
Die Leberentgiftung wird vornehmlich durch die Homotoxonkopplung charakterisiert. Aus 2 giftigen Faktoren Homotoxinen wird durch die entgiftenden Leberfermente ein dritter ungiftiger Körper, das Homotoxon, gebildet (s. o., Abb. 12). Z. T. genügt es aber auch, ein giftiges Homotoxin, wie z. B. Ammoniak, mit einem ungiftigen Stoffwechselprodukt, wie z. B. Kohlendioxyd, zu einem ungiftigen Homotoxon, z. B. Harnstoff, zu koppeln.

5. Das Bindegewebe (Abb. 20):
Das Bindegewebe stellt ein umfangreiches Drainagesystem dar, welches die von der Zelle kommenden Abfallstoffe aufnimmt und über die Lymphbahnen abtransportiert oder zunächst speichert. Das gleiche gilt für die vom Darm aus resorbierten Fettkörper, Aminosäuren usw., wobei die Fette über die Lymphbahnen, die Eiweißkörper u. a. über die Kapillaren abtransportiert werden.

Außer der neuralen Steuerung der Bindegewebsfunktion wird diese auch durch Hormone in typischer Weise ausgerichtet. Hierbei spielen vor allem die saure und die alkalische Reaktion, die in stetem rhythmischen Wechsel ablaufen, eine entscheidende Rolle.

Die hormonale Steuerung der Bindegewebsfunktion erfolgt über die Hormone des Hypophysen-Vorderlappens und der Nebennierenrinde, indem im Wechsel der Säure-Basen-Flut nachts etwa gegen 3.00 h die Säuerung des Bindesgewebes beginnt und etwa gegen 15.00 h nachmittags in die Alkalose übergeht. Es erfolgt jeweils eine vegetative Gesamtumschaltung.

Das die Bindegewebsgrundsubstanz auflösende Ferment Hyaluronidase wird in großem Umfange von den pathogenen Bakterien abgesondert. Damit wird es durch die Bakterien ermöglicht, die im interstitiellen Bindegewebe abgelagerten homotoxischen Faktoren fermantativ angreifbar zu machen, um sie über das Feuer der Entzündung einer Verbrennung, d. h. der chemischen Umsetzung in ungiftige Ausscheidungsfaktoren im Sinne der Homotoxonkopplung zuzuführen. Bei der Entzündung bleibt die saure Reaktion des Bindegewebes im Gegensatz zu dem physiologischen Verhalten während des ganzen Ablaufes der Entzündung erhalten. Grund-

Homotoxikologie

System der grossen Abwehr

4.) Leberentgiftung
= humorale Abwehr
(Säurebindung.
Giftspeicherung.
Homotoxonkopplung.
Properdinsystem.)

Abb. 19

Homotoxikologie

System der grossen Abwehr

5.) Bindegewebliche Entgiftung
= humorale und zelluläre Abwehr
(Giftspeicherung.
Antigen-Antikörper-Reaktion.
Entzündung.
Leukozytenbildung.
Lymphozyten- und
Makrophagenabwehr.)

Abb. 20

sätzlich spielen sich bei der Entzündung dieselben Chemismen ab wie während der physiologischen Bindegewebsreaktion, lediglich in wesentlich gesteigerter Form. Die Entzündung ist die mesenchymale Reaktionsphase. Die Entzündung ist also eine biologisch zweckmäßige Giftabwehr, die einer Säuberung des Bindegewebes von homotoxischen Faktoren dient. Entzündungen können nur auf homotoxischem Terrain angehen, z. B. nach Gewebsschädigungen oder wenn das Bindegewebe allmählich mit Homotoxinen „vollgelaufen“ ist. Das Bindegewebe dient, wie bereits erwähnt wurde, als der große Lagerplatz, auf welchem alle Belastungsstoffe zunächst unschädlich abgelagert, gewissermaßen aus dem Verkehr gezogen werden. Meistens finden sich diese homotoxischen Belastungsstoffe dazu noch in verdichteter Form als sogenannte Homotoxone, da sie in dieser Bindung am wenigsten Platz, d. h. am wenigsten Lagerraum, beanspruchen. Bei übermäßiger und homotoxischer Nahrungszufuhr kommt es allmählich zu einer Überlastung des Bindegewebes mit Lagerstoffen.

Durch die therapieüblichen Chemotherapeutika, z. B. Sulfonamide, Antibiotika, Immunsuppressiva, Pyrazolone, Salyzilate u. a. erfolgt ein äußerst wirkungsvoller, aber auch enorm gefährlicher Eingriff in den Ablauf der biologisch zweckmäßigen Entzündung.

4.4. Vikariationen als Ausdruck der dynamischen Krankheitsbeeinflussung in der Homotoxikologie

Alle Umsetzungen von Wirkstoffen unterliegen den Gesetzen der Chemie, somit auch die der Umsetzung der Homotoxine. Hier liegt der Schlüssel für weitere aufschlußreiche Beobachtungen. Werden nämlich alle bekannten Krankheiten auf die Beteiligung von Wirkstoffen hin untersucht, so ergibt sich, daß man die folgenden 3 großen Gruppen von wirkstoffbedingten bzw. homotoxinbeteiligten Krankheitsvorgängen unterscheiden kann:

1. Ausscheidungsvorgänge,
2. Ablagerungsvorgänge,
3. Entartungsvorgänge.

Diese Vorgänge spielen sich in einem Fließsystem ab. Wenn Gifte zugeführt werden, setzen Störungen des Fließgleichgewichtes ein.

Wenn man nun die Krankheitsphasen auf der Abszisse und die von den Homotoxinen befallenen Gewebe auf der Ordinate, geordnet nach ihrer embryonalen Abstammung, markiert, erhält man die humoral-zelluläre Tabelle der Homotoxikosen (Abb. 13).

Mehrere aufeinander folgende Krankheitsphasen sind vielfach als ein einheitlicher bzw. zusammengehöriger Giftabwehrvorgang gegen ein und dasselbe Homotoxin anzusehen. Die verschiedenen Gewebe der 3 Keimblätter reagieren verschieden mit den phasenauslösenden Homotoxinen, woraus der Symptomwechsel resultiert. Den Vorgang des Gewebswechsel der Homotoxine nennt man den Vikariationseffekt oder das Vikariationsphänomen. Dieser Vorgang des Phasenwechsels bzw. des Gewebswechsels der Homotoxine entspricht dem Übergang einer Krankheit in eine meist völlig andere (Abb. 21, 22, 23).

Auch jede Besserung oder Verschlimmerung eines Krankheitszustandes, z. B. Kopfschmerzen, bzw. dessen Auftreten aus dem Zustand der Gesundheit heraus, ist ein Vikariationsphänomen.

Als progressive Vikariation (Abb. 24, 25, 26) wird die Verschiebung der Phase von links nach rechts und/oder nach unten bezeichnet. Umgekehrt gilt als regressive Vikariation die Verschiebung nach links und/oder oben (Abb. 27, 28) in dem humoral-zellulären Schema.

Die progressive Vikariation ist biologisch ungünstig und gefährlich, da sie oft auf Fermentschädigungen beruht und mit Rückvergiftungen einhergeht.

Die regressive Vikariation hingegen ist biologisch zu begrüßen und meist durch die wieder in Gang kommende Entgiftung charakterisiert. Es besteht die regressive Tendenz zur Ausscheidung der Homotoxine im Sinne des Exkretionsprinzips. Oft treten auch Rezidive früherer Phasen in Erscheinung, mit deren Wiedererscheinen die Rückvergiftung abklingt.

Die Begriffe der progressiven und der regressiven Vikariation haben sich klinisch vor dem Hintergrund des humoral-zellulären homotoxikologischen Krankheitsschema entwickelt (Abb. 29). Reckeweg führt an zahlreichen Beispielen aus, daß klinisch z. B. eine Angina tonsillaris im Sinne einer progressiven Vikariation in eine Agranulozytose und anschließend sogar in eine Leukämie nach chemotherapeutischer Therapie der Angina übergehen kann. Das Bild einer progressiven Vikariation stellt eine fieberhafte Grippe in der mesen-

Homotoxikologie

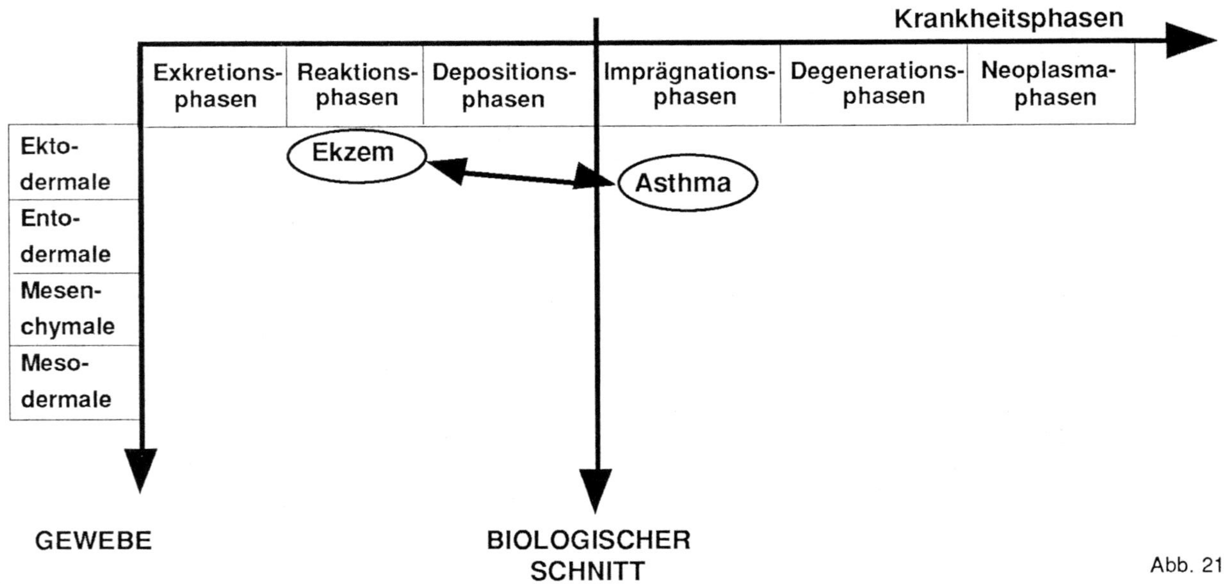

Abb. 21

Homotoxikologie

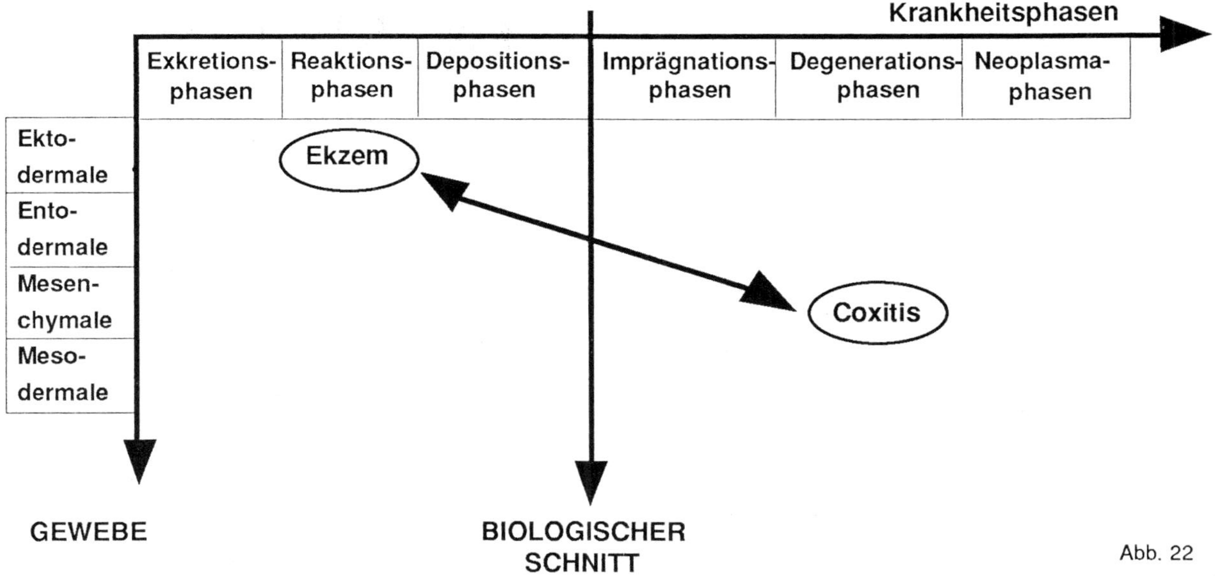

Abb. 22

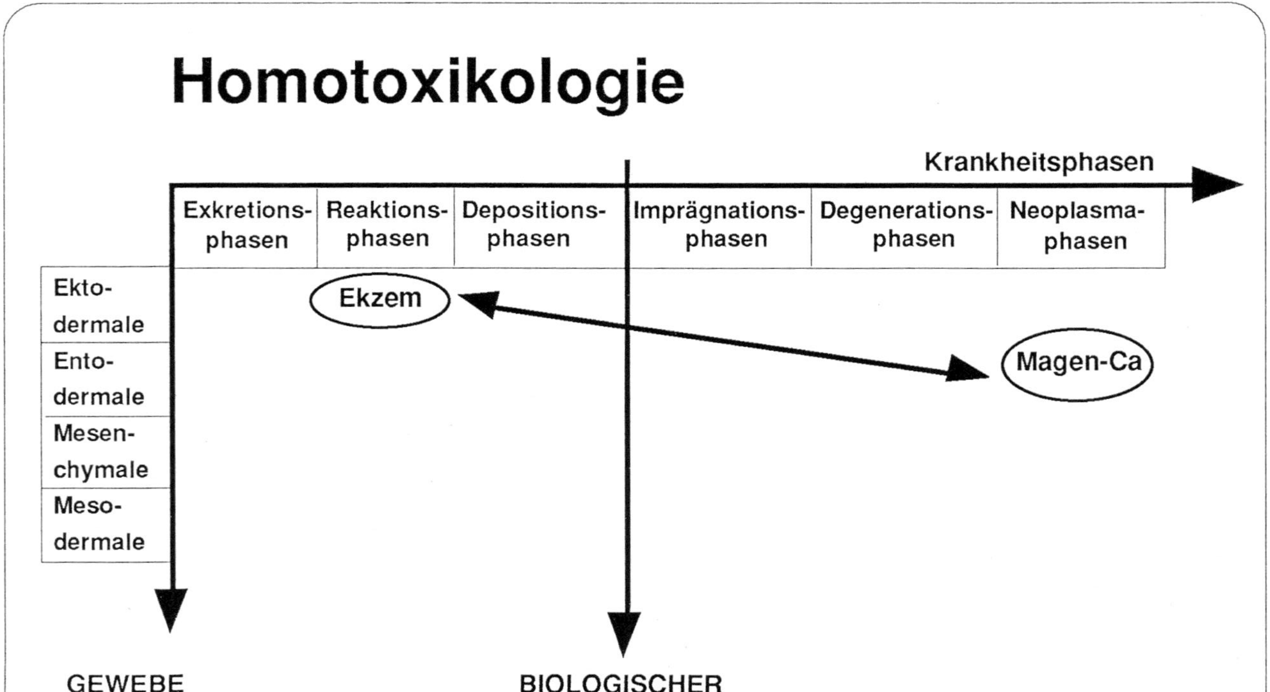
Homotoxikologie
Krankheitsphasen
Exkretions-phasen
Reaktions-phasen
Depositions-phasen
Imprägnations-phasen
Degenerations-phasen
Neoplasma-phasen
Ekto-dermale
Ento-dermale
Mesen-chymale
Meso-dermale
Ekzem
Magen-Ca
GEWEBE
BIOLOGISCHER SCHNITT

Abb. 23

Homotoxikologie

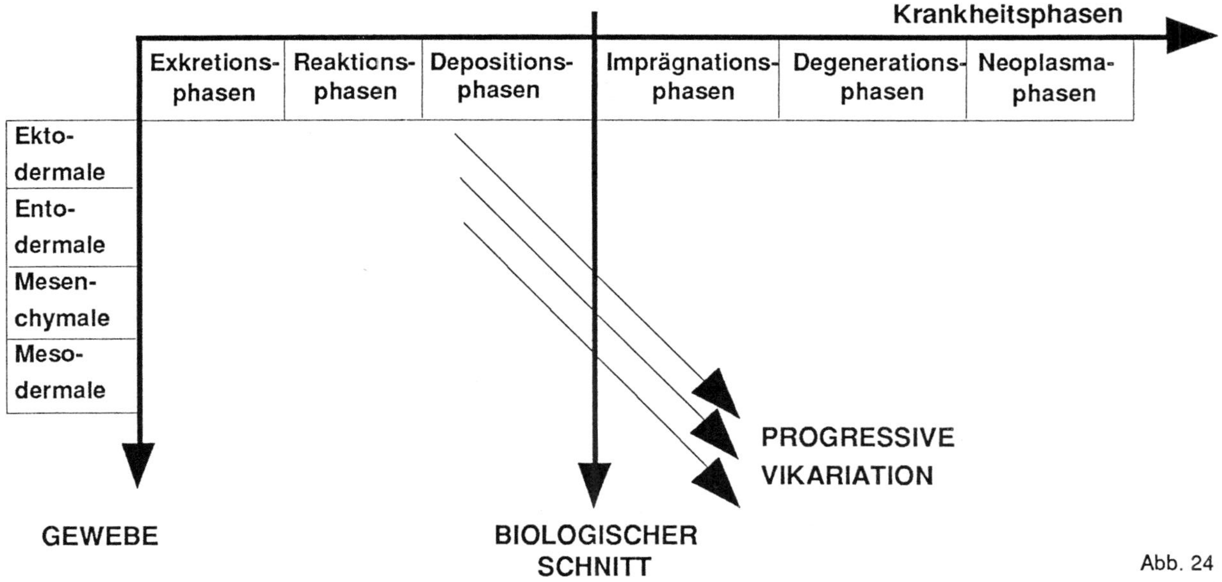

Abb. 24

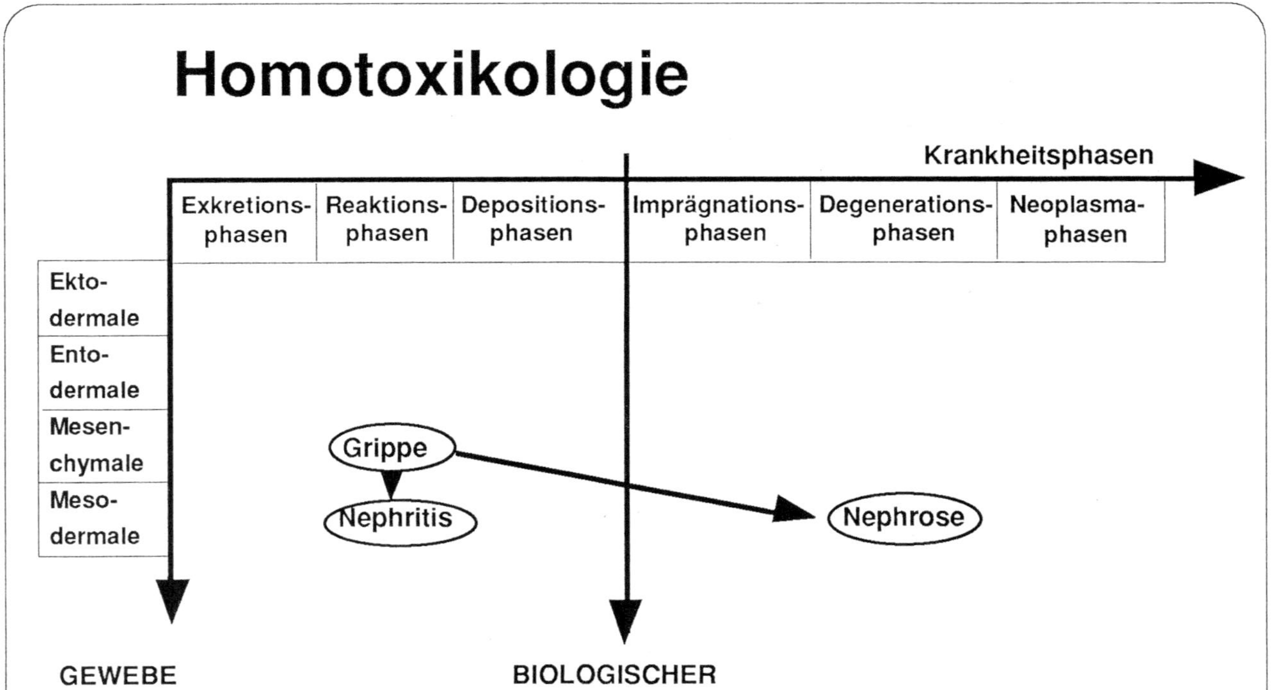
Homotoxikologie
Krankheitsphasen
Exkretions-phasen
Reaktions-phasen
Depositions-phasen
Imprägnations-phasen
Degenerations-phasen
Neoplasma-phasen
Ekto-dermale
Ento-dermale
Mesen-chymale
Meso-dermale
Grippe
Nephritis
Nephrose
GEWEBE
BIOLOGISCHER SCHNITT

Abb. 25

Homotoxikologie

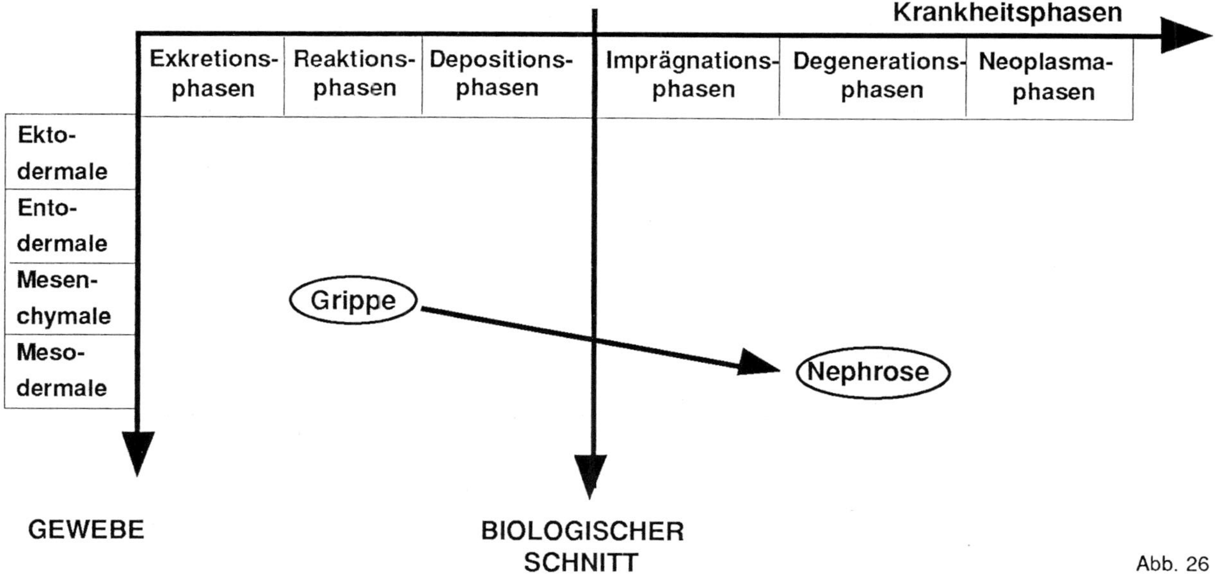

Abb. 26

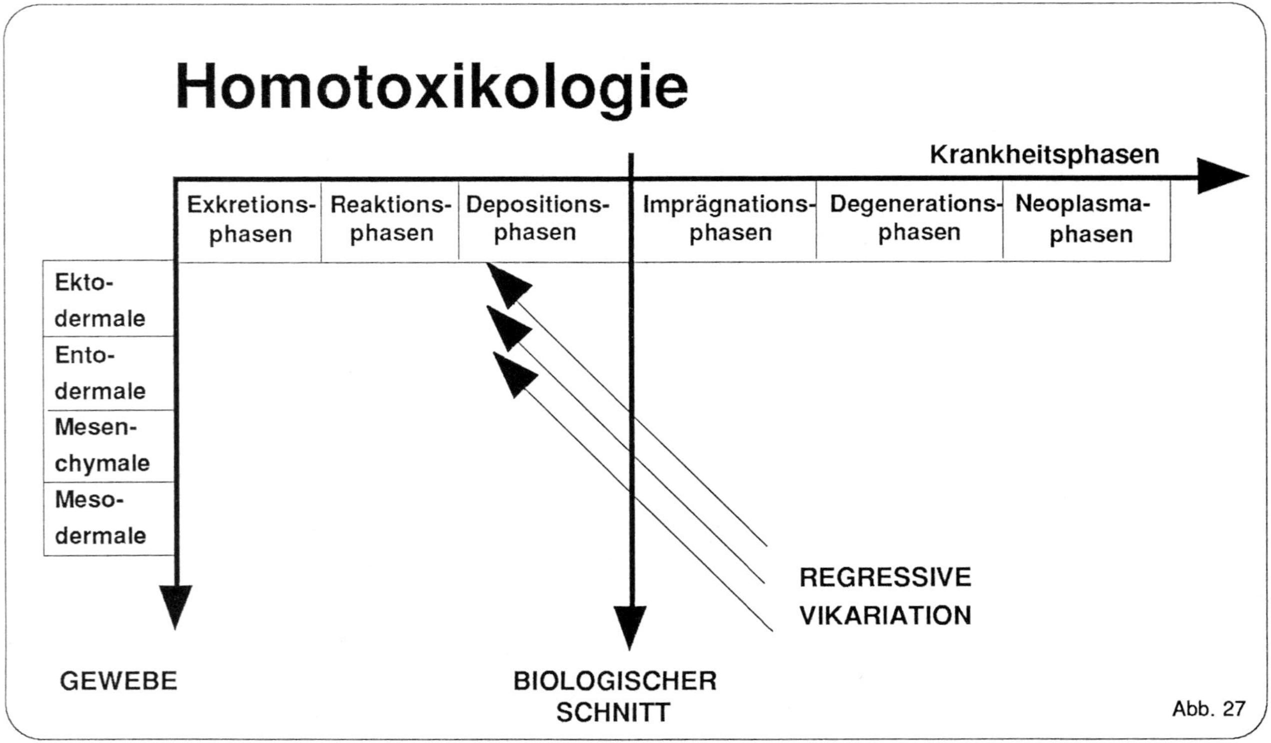
Homotoxikologie
Krankheitsphasen
Exkretions-phasen
Reaktions-phasen
Depositions-phasen
Imprägnations-phasen
Degenerations-phasen
Neoplasma-phasen
Ekto-dermale
Ento-dermale
Mesen-chymale
Meso-dermale
REGRESSIVE VIKARIATION
GEWEBE
BIOLOGISCHER SCHNITT
Abb. 27

Homotoxikologie

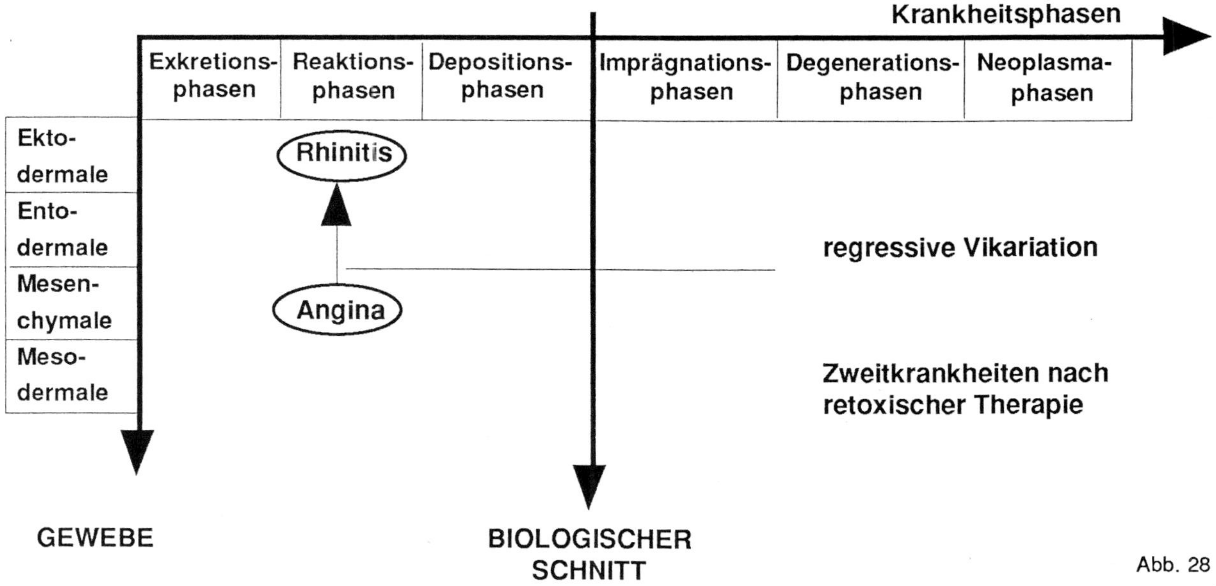

Abb. 28

Homotoxikologie

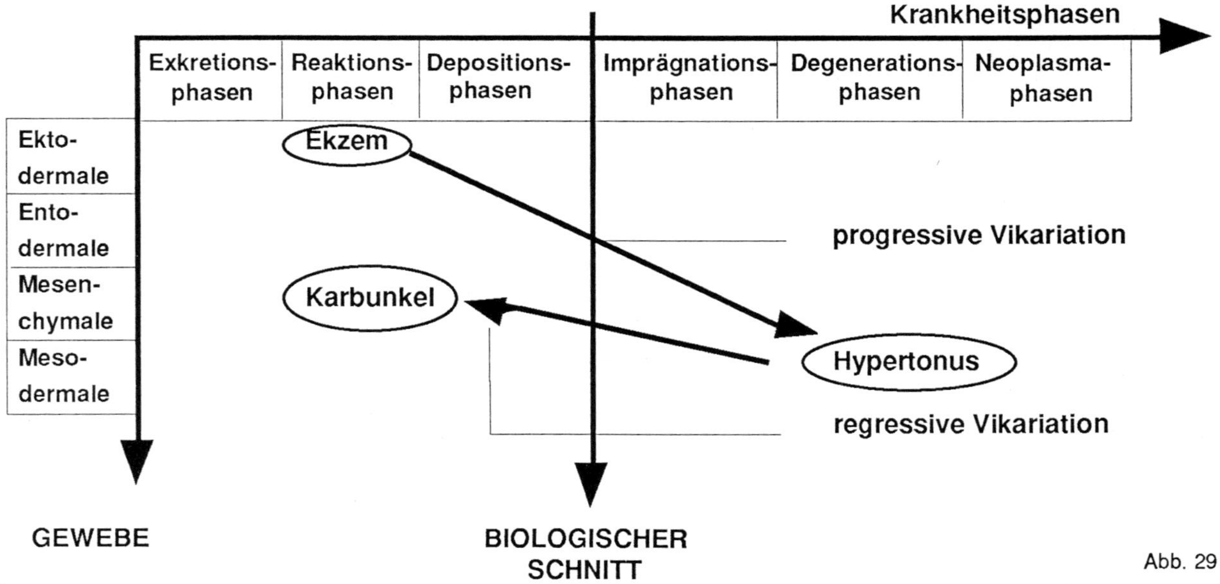

Abb. 29

chymalen Reaktionsphase dar, die in ein Ulcus duodeni in der entodermalen Imprägnationsphase übergeht.

Als Beispiel einer regressiven Vikariation nennt Reckeweg eine Arthritis, die in eine Pyelitis übergeht. Ferner beschreibt er klinisch und kasuistisch den Übergang eines Ulcus duodeni in einen Karbunkel, nach dessen Abheilung auch die Pylorusstenose beseitigt war, als Beispiel einer regressiven Vikariation.

Mit Hilfe der homotoxikologischen Therapie wird versucht, die Krankheitserscheinungen im Sinne der regressiven Vikariation zu beeinflussen.

4.5. Die Bildung von Retoxinen

Kommt es zu einer ungewollten oder nebenwirkungsbedingten Unterbrechung eines homotoxischen Entgiftungsvorgangs oder einer Entzündung, so beginnt häufig ein unerwünschter krankheitsverstärkender retoxischer Vorgang (Abb. 30).

Es erfolgt eine Rückvergiftung im Sinne einer retoxischen Imprägnierung. Durch die entzündungsbeeinflussenden allopathischen Chemotherapeutika, Antibiotika usw. entsteht vielfach eine relaisartige Umschaltung der bei der Entzündung vorherrschenden sympathischen Phase im Sinne der vergetativen Gesamtumschaltung. Die genannten Medikamente bilden mit dem Körpereiweiß sogenannte wilde Peptide. Gegen diese wilden Peptide, die quasi Antigene darstellen, richtet der Körper besondere Antikörper ein. Dadurch können dann Autoaggressionskrankheiten, z. B. am Herzmuskel, der Leber, der Nieren, des Knorpels, der Gelenke usw., entstehen. In der Lunge findet sich z. B. nach retoxischer Behandlung einer Grippebronchitis ein eosinophiles Frühinfiltrat. Auf diesem wiederum können sich leicht Tuberkelbazillen ansiedeln. Nach retoxischer Behandlung einer Angina tonsillaris mit Sulfonamiden, Antibiotika usw. kann es im Sinne der progressiven Vikariation durch Autoaggressionsmechanismen über Retoxine zu einer Leukämie oder einer Anämie kommen.

Für die homotoxikologische Behandlung ist es daher wichtig, daß man die Homöotherapeutika in entsprechender Verdünnung verabreicht, weil sie sonst die Giftlage gleichsinnig verstärken würden. Diese würde dann auch in Richtung der Retoxine weisen.

RETOXINE

Bei Hemmung oder Störung der humoralen Krankheitsphasen entstehen die Retoxine bei Rückvergiftungsvorgängen als retoxische Imprägnierung.

Abb. 30

Die retoxische Imprägnierung und Degeneration kann nach Virusinfekten auch zur Neoplasmenbildung führen. Unter dem Einfluß allopathischer Medikamente entstehen aus den Viren u. U. auch die sogenannten vagabundierenden Gene, die als Karzinotoxine krebsauslösend sind. Diese können sich auch durch Mutation entwickeln (Abb. 31).

5.) Die einzelfallorientierte Behandlung mit den abgestuften Zielen der Heilung, der Linderung oder der Verhütung von Verschlimmerung

Die Behandlungsweisen für die meisten Krankheiten sind mehr oder weniger auf ein mittleres Erscheinungsbild dieser Krankheiten hin definiert. Sie sollen ja auch für möglichst viele von der jeweiligen Krankheit befallene Patienten gültig sein. Im Einzelfall muß der Arzt aber entscheiden, welche besonderen Hauptbedingungen und Randbedingungen er vorfindet, um die Krankheit dann individuell zu behandeln. Das zeitliche Entwicklungsstadium der Krankheit, der Schweregrad der Krankheit, die Nebenerkrankungen sowie das Alter der Patienten machen Entscheidungen erforderlich, um das Optimum einer Therapie im Einzelfall zu finden. Dabei muß gleichzeitig beachtet werden, welche anderen therapeutischen Maßnahmen noch im Gange sind. Die parallelen Behandlungen werden vielfach zu wenig berücksichtigt. Im Rahmen einer probiotischen holistischen Medizin muß aber das Gesamtbild von Erkrankung, Behandlungsziel, tatsächlich stattfindender Behandlung und der Prognose des Leidens im Auge behalten werden.

Damit ist es auch erforderlich, daß eine fortlaufende Kontrolle der Behandlung durch Untersuchungen in regelmäßigen Abständen durchgeführt wird. Der zeitliche Verlauf von Anamnese, subjektiven und objektiven Befunden gibt dem Behandelnden dann die Möglichkeit, modifizierend in die bereits angelaufene Therapie einzugreifen.

Der Übergang von Gesundheit zu Krankheit und die Rückführung der Krankheit zur Gesundheit als Prozeß der Heilung können als dynamische Verschiebungen auf einer Funktionskurve dargestellt

RETOXINE

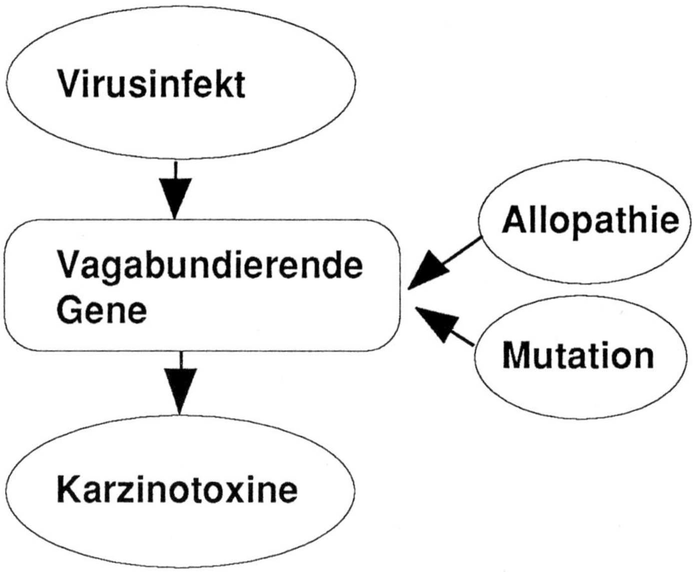

Abb. 31

werden. Diese Kurve liegt in einem Diagramm, welches auf der Ordinaten die Summe der nachvollziehbaren körperlichen Intaktheiten als quantitative Skala enthält. Auf der Abszisse ist eine qualitative Skala abgetragen, die nullpunktsnah den Bereich der Gesundheit, im Zentrum den Bereich der Krankheit und sehr nullpunktfern den Bereich des Todes abträgt. Die drei Bereiche werden durch Trennlinien grob voneinander abgeschieden. Die Funktionskennlinie zeigt aber, daß es fließende Übergänge von dem Bereich der Gesundheit zu dem Bereich der Krankheit gibt und daß auch Gesundheit in sich nicht in allen Fällen die gleiche Summe der körperlichen Intaktheiten bedeutet (Abb. 32).

Heilung bedeutet unter dem holistischen Aspekt die Wiederherstellung des Gesundheitszustandes mit Herbeiführung einer so großen Summe von körperlichen Intaktheiten, daß man von einem Normalzustand im Sinne einer Restitutio ad integrum oder zumindestens eines geringeren organischen oder funktionellen Restschadens im Sinne einer Defektheilung sprechen kann. Unter dem Gesichtspunkt des zeitlichen Verlaufes von Krankheiten ist man heute auch dazu übergegangen, die Dauer von Gesundheitsphasen z. B. bei der erfolgreichen Behandlung eines Tumorleidens, als sogenannte 5-Jahres-Heilung anzugeben (Abb. 33).

Quantitativ lassen sich gerade mit neueren Methoden immer mehr Krankheitszustände beschreiben, bei denen die gezielte Behandlung zwar keinen so starken Effekt erreicht, daß die Summe aller körperlichen Intaktheiten anzeigt, daß der Patient geheilt ist. Dennoch erfolgt eine Linderung des Leidens, die dessen Symptome mildern und erträglich machen. Die Symptomatik der Krankheit ist abgeschwächt, der Gesamtzustand gebessert. Von einer Defektheilung, wie sie vielfach nach chirurgischen Eingriffen zu beobachten ist, kann in diesem Falle aber aus besonderen Gründen nicht gesprochen werden. Dieses Muster der Linderung von Beschwerden wird heute zunehmend häufiger im Zusammenhang mit den Alterserkrankungen beobachtet. Aus unserer Sicht spielen dabei die Erkrankungen mit Kommunikationsstörungen, wie z. B. Gleichgewichtsstörungen mit Schwindel, Hörstörungen mit Ohrgeräuschen, Hörstörungen mit Verständigungsschwierigkeiten eine zunehmende Rolle (Abb. 34).

Bei der ganzheitlichen Betrachtung des Menschen und seiner Erkrankungen, auch im Zyklus seines Lebens, kann man sich der Tatsache nicht verschließen, daß mit zunehmendem Alter die Zahl

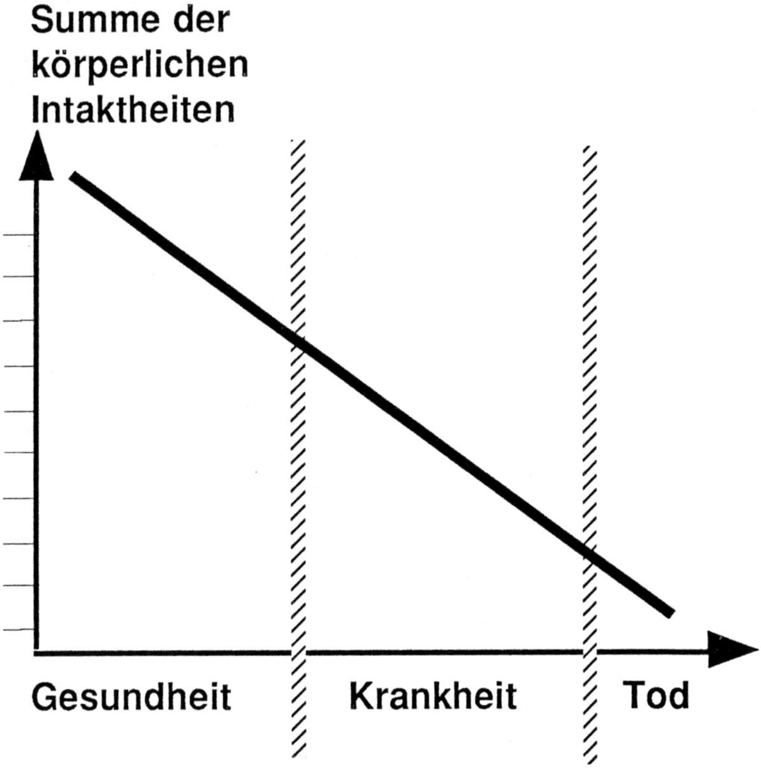
Summe der
körperlichen
Intaktheiten
Gesundheit
Krankheit
Tod

Abb. 32

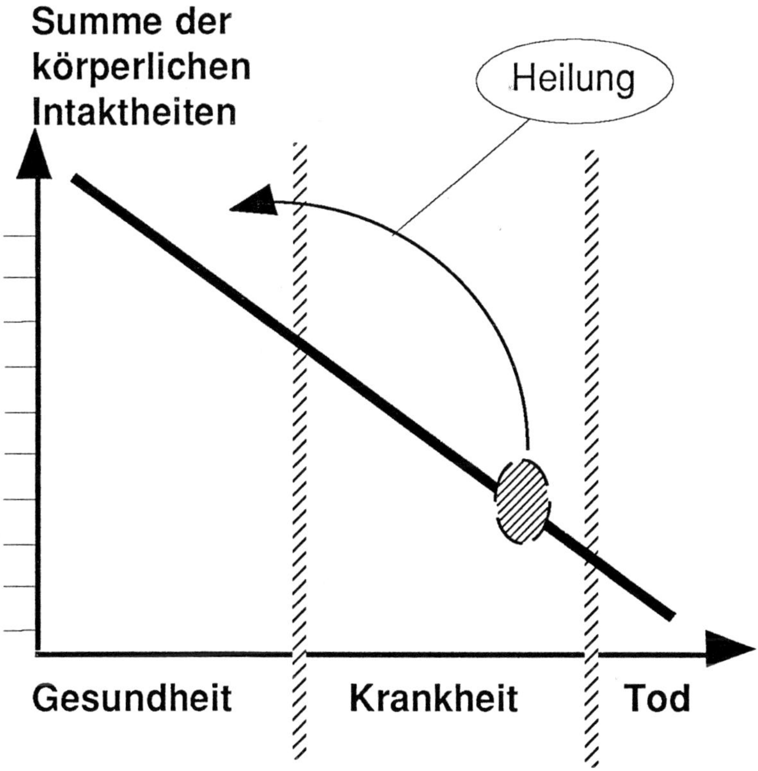
Summe der
körperlichen
Intaktheiten
Heilung
Gesundheit
Krankheit
Tod

Abb. 33

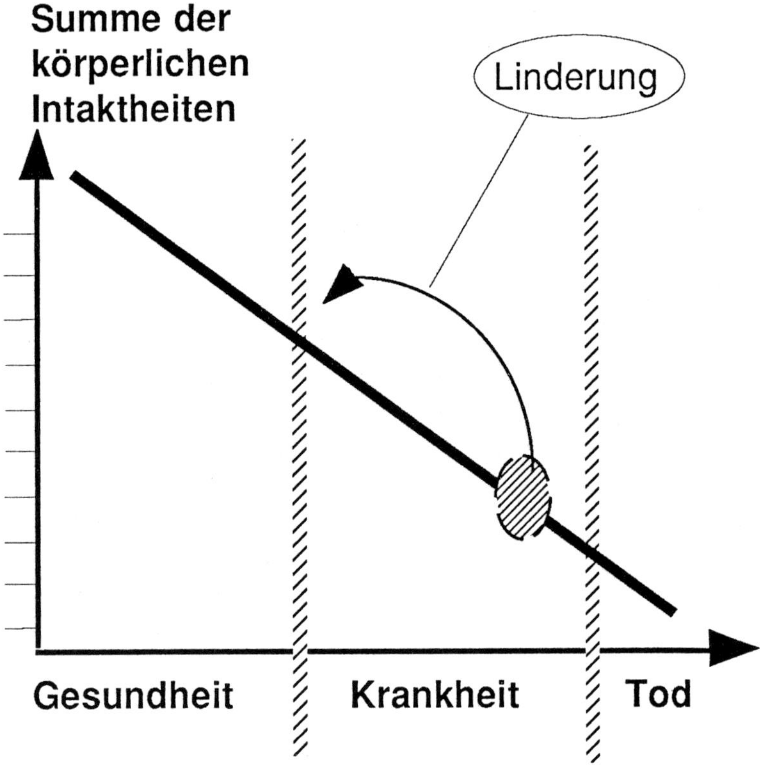
Summe der
körperlichen
Intaktheiten
Linderung
Gesundheit
Krankheit
Tod

Abb. 34

der körperlichen Intaktheiten fortlaufend abnimmt. Auch aus ärztlicher Sicht handelt es sich dann in der Regel nicht mehr um ein einziges Leiden, sondern um eine Vielzahl von Leiden. Wir sprechen deshalb von der sogenannten Multimorbidität des alten Menschen. Die Leiden beeinflussen sich gegenseitig. Über die Einzelstörungen hinausgreifend werden Verschlechterungen der Steuerzyklen angestoßen, die bei Nichtbehandlung den Patienten immer dichter an den Tod heranführen. Dabei wird dann ein drittes Behandlungsziel erkennbar.

Dieses dritte Behandlungsziel beruht darin, den deutlichen prognostischen Trend zur Verschlimmerung zu bremsen und ihm so stark auf der abfallenden Funktionsgeraden der Summe der körperlichen Intaktheiten entgegenzuwirken, daß ein Stillstand in der Entwicklung der Krankheit erreicht wird. Allein schon das Aufhalten des Weiterschreitens der Krankheit bedeutet für den betroffenen Patienten eine Lebensverlängerung, in der er sich für einige Zeit einrichten kann. Ärztliches Nichtstun würde hier im Sinne einer progressiven Vikariation zum Fortschreiten und zur möglicherweise tödlichen Ausbreitung der Krankheit führen (Abb. 35).

Heilung, Linderung und Verhinderung von Verschlimmerung durch eine unterstützende Therapie sind Kategorien der Behandlungsziele, die der Arzt gemessen am Einzelfall stets vor Augen haben muß. Dabei ist es sehr hilfreich, wenn der Mediziner nicht in statischen Krankheitsbegriffen, sondern in zusammenfassenden holistischen und dynamischen Lebensdimensionen denkt, wie dies in dem synoptischen Modell der Homotoxikologie zum Ausdruck kommt.

Zusammenfassung

Ärztliche Modelle von Gesundheit und Krankheit haben sich im Laufe der Geschichte immer wieder gewandelt. Nach der Humoralpathologie und der Solidarpathologie hat für etwa 100 Jahre seit der Mitte des vorigen Jahrhunderts die Zellularpathologie eine überragende Rolle gespielt. Diese wurde dann durch die Molekularpathologie ergänzt. Eine Synopsis aus den verschiedenen Krankheitserklärungsmodellen hat die Homotoxikologie von Hans-Heinrich Reckeweg als eine Ganzheitsschau einer Synthese der Medizin seit 1955 geschaffen (Abb. 36). Die Homotoxikologie fügt sich konsequent in das umfassende Konzept einer probiotischen und holistischen Medizin ein. Kernsätze der Homotoxikologie sind ei-

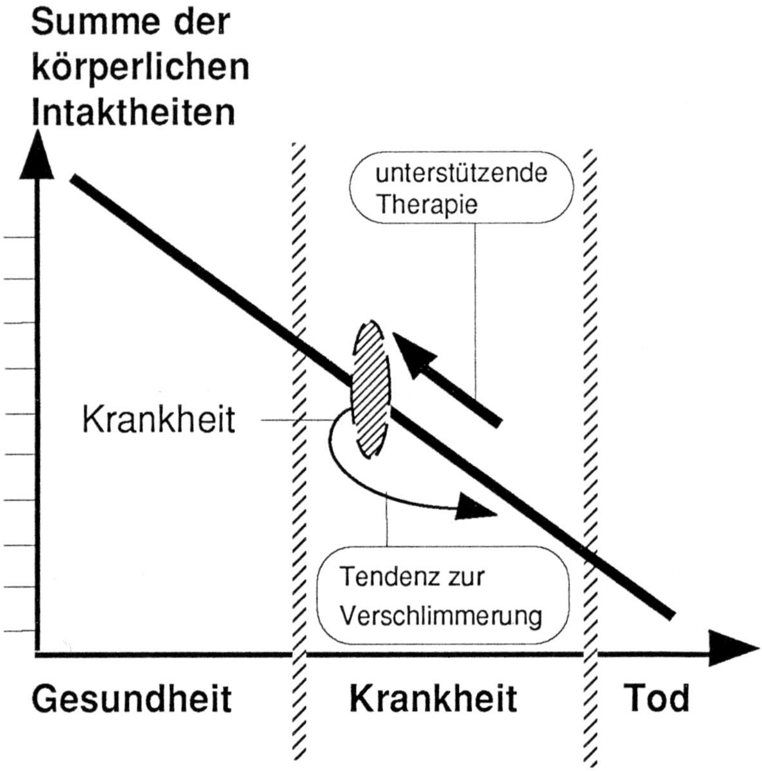

Summe der körperlichen Intaktheiten
unterstützende Therapie
Krankheit
Tendenz zur Verschlimmerung
Gesundheit
Krankheit
Tod

Abb. 35

Homotoxikologie

Humorale Phase

Exkretion

Reaktion

Verschlackung

Zelluläre Phase

Imprägnationsphase

Degenerationsphase

Neoplasmaphase

Abb. 36

nerseits die chemische Bedingtheit aller Krankheiten, sowie andererseits die Möglichkeit der Entgiftung der Krankheitsfaktoren der „Homotoxine" zu den „Homotoxonen". Die Homotoxikologie verknüpft in einem Netzwerk aus humoralen und zellulären Krankheits- und Gewebsschemata die Augenblicksbilder der Krankheiten hinsichtlich ihrer Lokalisation und Ausprägung. Die Dynamik von Krankheitsentwicklungen und Heilungsprozessen können in diesem Schema über das Modell der Vikariationen abgebildet werden. Dabei bedeuten die progressiven Vikariationen eine Verstärkung und Verschlimmerung von Krankheiten, während es mittels der regressiven Vikariationen möglich ist, die Krankheiten in weniger gefährliche Entwicklungsstadien zurückzudrängen, um von dort aus eine Heilung zu ermöglichen.

Von großer Bedeutung für das Modell der Homotoxikologie ist das System der großen Abwehr. Dieses besteht aus 5 Untersystemen, nämlich dem Retikulo-Endothel, den Hypophysen-Vorderlappen-Nebennierenrinden-Mechanismus, den Nervenreflexen, der eigentlichen Leberentgiftung und den bindegeweblichen Entgiftungsfunktionen.

Das graphisch-synoptische Schema der humoral-zellulären Homotoxikosenlehre ist im Zentrum durch den sogenannten biologischen Schnitt geteilt. Entzündungen und andere Erkrankungen, die durch das System der großen Abwehr in den Exkretionsphasen, den Reaktionsphasen oder den Depositionsphasen gehalten werden, können leichter zur Heilung geführt werden. Diese Phasen bezeichnet Reckeweg als die humoralen Phasen. Bei ihnen sind die Fermente intakt. Es herrscht das Exkretionsprinzip vor. Es besteht eine Tendenz zur Selbstheilung und eine günstige Prognose. Den drei ersten Phasen stellt Reckeweg jenseits des biologischen Schnittes die Krankheiten der Konstitution mit den Imprägnationsphasen, den Degenerationsphasen und den Neoplasmaphasen gegenüber. Diese bezeichnet er gemeinsam als zelluläre Phasen. Hier herrscht das Kondensationsprinzip vor. Die Fermente sind geschädigt. Es besteht eine Verschlimmerungstendenz und eine ungünstige Prognose.

Aufbauend auf der Homöopathie von Samuel Hahnemann hat Reckeweg homöopathische Einzelmittel, wie auch Kombinationspräparate für die Behandlung der verschiedenen Erkrankungen aus der Sicht der Homotoxikologie zusammengestellt. Dabei finden verschiedenartige Wirkstoffe Verwendung, wie z. B. Pflanzen-, Organ- und Gewebezubereitungen, Krankheitsstoffe (Nosoden), Spurenelemente, intermediäre Wirkstoffe, homöopathisierte Allopathika, auch verdünnte Toxine und chemische Verbindungen jeder Art.

Im Sinne einer holistischen Medizin ergeben sich Konsequenzen für die biologisch richtige Lebensführung, die Vermeidung von Therapieschäden, insbesondere auch von genetischen Schäden, die bei der bisher üblichen Chemotherapie breite Kreise der Patienten betreffen.

Ein Anliegen der homotoxikologischen Therapie ist die Stimulation von Selbstheilungskräften. Die einzelfallorientierte Behandlung muß naturgemäß in Kenntnis der heutigen Patienten, wo immer es möglich ist, Heilung anstreben. Dort, wo Heilung nicht mehr erreicht werden kann, gilt es, mindestens ein Zurückdrängen der Krankheitsprozesse im Sinne der Linderung zu bewirken, oder aber bei progressiven lebensbedrohlichen Krankheiten zumindestens durch Aufhaltung der Verschlimmerung ein substituierendes Bewahren des Augenblickszustandes zu erreichen.

Im Sinne der holistischen und probiotischen Medizin, die auf Restitution, Kompensation und Substitution ausgerichtet ist, wirken ineinandergreifend Selbsthilfe und Motivation des Patienten, vollwertige Ernährung und Diät, Physiotherapie, Segmentstimulationstherapie im Sinne der Akupunktur oder der Neuraltherapie, Homöopathie, Homotoxikologie, substituierende Pharmakotherapie und im Extremfall auch Allopathie oder die korrigierende Chirurgie.

Die langzeitige feinregulierende homotoxikologische Behandlung ist aber selbst in der Hand des Arztes an die kontrollierende Verfolgung des Therapieerfolges z. B. mittels eines Therapiemonitoring geknüpft. Dann ist sie aber auch besonders effektiv, stimulierend und lebensfördernd bei einer gleichzeitigen Minimierung der Nebenwirkungen.

Literatur

C.-F. Claussen:
Presbyvertigo, Presbyataxie, Presbytinnitus.
Springer-Verlag, Berlin, Heidelberg, New York, Tokyo, 1985.

J. John:
Homotoxikologie und antihomotoxische Therapie.
Hufeland-Journal und Biologisches Medizinisches Zentralorgan, Heft 4, 85–87 (1987).

H.-H. Reckeweg:
Homotoxikologie – Ganzheitsschau einer Synthese der Medizin, 6. Auflage, Aurelia-Verlag, Baden-Baden, 1981.

H.-H. Reckeweg:
Homoeopathia antihomotoxica, Bd. 1. Eine gesichtete Arzneimittellehre, 3. Auflage, Aurelia-Verlag, Baden-Baden, 1983.

H.-H. Reckeweg:
Homoeopathia antihomotoxica, Bd. 2. Symptomen- und Modalitätenverzeichnis, 2. Auflage, Aurelia-Verlag, Baden-Baden, 1983.